DE

L'ÉTAT NAISSANT DANS LE DOMAINE MÉDICAL

Paris. — Typographie FÉLIX MALTESTE et Cie, rue des Deux-Portes-Saint-Sauveur, 22.

DE

L'ÉTAT NAISSANT

DANS

LE DOMAINE MÉDICAL

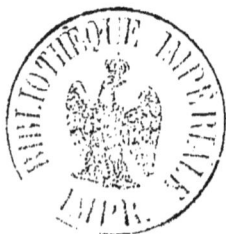

PAR

JEAN BERNARD

————◆◆◆————

PARIS

CHEZ J.-B. BAILLIÈRE ET FILS

LIBRAIRES DE L'ACADÉMIE IMPÉRIALE DE MÉDECINE

19, RUE HAUTEFEUILLE, 19.

—

1864

INTRODUCTION

Je viens soumettre au jugement éclairé des membres du corps médical un ensemble de recherches dont le résultat immédiat est l'importation, dans le domaine médical, de diverses nouvelles préparations pharmaceutiques d'iode, lesquelles ont été, de la part de l'Académie de médecine, l'objet d'examens approfondis, et ont obtenu l'approbation d'une de ses Commissions : celle des remèdes secrets et nouveaux.

Ces préparations d'iode, disposées par moi en vue d'utiliser les propriétés de l'*état naissant*, ne sont qu'une application rationnelle de la *théorie électro-chimique*, prouvant rigoureusement que l'*iode naissant*, comme l'a dit M. F. Boudet dans son remarquable rapport à l'Académie, est bien réellement de l'*iode ozoné* ou *électrisé*.

C'est dans la pratique que se révèlent surtout les avantages du nouveau mode d'administrer l'iode. En effet, la disposition du médicament n'a rien d'arbitraire comme celle du remède, car elle résulte d'une opération de chimie faite par le pharmacien selon les règles de cette science. Elle échappe donc complétement, par cela même, à la direction des personnes étrangères à l'art de guérir. Seul, le médecin peut en vérifier l'exactitude; semblable, en cela, au chirurgien qui peut seul reconnaître, à l'usage, la trempe de l'instrument que le fabricant lui a fourni. En outre, l'action du médicament, se traduisant par des manifestations physiologiques régulières, il n'appartient qu'au praticien de lui donner une direction conforme aux règles de la science et profitable au malade.

A l'appui de cette thèse, et en vue de faciliter l'expérimentation clinique à laquelle je convie tous les médecins, je crois utile de fournir quelques explications sommaires. Je les emprunte à ma correspondance avec l'Empereur, le prince Napoléon, les ministres et les académiens, et j'ose espérer qu'elles seront de nature à faire ressortir la valeur réelle de l'innovation scientifique que je propose.

Paris, le 2 mai 1864.

A Sa Majesté l'Empereur **NAPOLÉON III**.

Sire,

Les traces des institutions d'un autre âge qui, à notre époque, se rencontrent dans quelques dispositions législatives, ont encore, malgré leur tendance à disparaître, le pouvoir de créer des obstacles sérieux au libre développement des sciences, et, notamment, à celui des sciences physiques et chimiques dans leurs applications à la Médecine et à la Pharmacie.

Le fait se rencontre dans les applications de l'état naissant à la thérapeutique.

Dans le but d'éviter des attaques, dont le mobile serait autre que celui de l'intérêt public, je viens solliciter de Votre Majesté l'insigne honneur que vous daigniez agréer la dédicace de ma publication : *De l'état naissant dans le domaine médical*, mentionnée dans un récent rapport que l'Académie impériale de Médecine a entendu sur mes communications.

Dans l'espoir d'obtenir cette haute faveur, qui me serait à la fois un gage de sécurité et une récompense que je m'efforcerai de reconnaître,

J'ai l'honneur d'être,

Sire,

de Votre Majesté,

le très-humble et très-fidèle sujet.

Paris, le 20 mai 1864.

A M. LE DOCTEUR J. BERNARD.

—

MONSIEUR,

Le nombre des auteurs ou artistes qui offrent de dédier leurs œuvres à l'Empereur est devenu si considérable, que Sa Majesté s'est vue forcée de leur opposer un refus général. Elle n'a donc pas cru devoir accepter la dédicace de votre publication sous le titre : *De l'état naissant dans le domaine médical*, et elle m'a chargé d'avoir l'honneur de vous exprimer ses regrets de ne pouvoir faire une exception en votre faveur.

Recevez, Monsieur, l'assurance de ma considération distinguée.

Pour le Sénateur, secrétaire de l'Empereur,
chef du cabinet, et par autorisation,
Le sous-chef,

Signé : SACALEY.

——————

Paris, le 2 mai 1864.

A SON ALTESSE IMPÉRIALE LE PRINCE LOUIS NAPOLÉON.

—

MONSEIGNEUR,

Les témoignages de sympathie dont Votre Altesse Impériale a bien voulu m'honorer m'imposent le devoir, et je suis heureux de le remplir, de saisir la circonstance présente pour essayer de vous en exprimer publiquement ma gratitude.

Je publie la collection des mémoires que j'ai adressés à l'Académie impériale de Médecine, publication à laquelle le patronage éclairé de Votre Altesse pourrait ajouter une grande autorité.

Si l'innovation qui s'y trouve développée, et qui vous est connue, est jugée digne de l'honneur que je sollicite, que Votre Altesse daigne me permettre de le compter parmi les hommes qui veulent protéger les propositions scientifiques soumises par moi à l'examen de l'Académie de Médecine, et accepter la dédicace de ma publication : *De l'état naissant dans le domaine médical.*

Le bienveillant accueil que vous faites à tout ce qui touche aux grands intérêts de l'humanité m'autorise seul à espérer une réponse favorable dans l'attente de laquelle

J'ai l'honneur d'être,

Monseigneur,

de Votre Altesse Impériale,

le très-humble et très-obéissant serviteur.

Palais-Royal, le 9 mai 1864.

A M. LE DOCTEUR **J. BERNARD.**

Monsieur le Docteur,

Son Altesse Impériale Monseigneur le Prince Napoléon prend un grand intérêt à tous les travaux scientifiques, et, à ce titre, vos recherches sur l'état naissant dans le domaine médical ont attiré son attention.

Le Prince serait charmé de vous être agréable, mais il s'est, par mesure générale, imposé la règle de n'accepter la dédicace d'aucun ouvrage, et il me charge de vous exprimer son regret de ne pouvoir faire ce que vous lui demandez.

Recevez, Monsieur le Docteur, l'assurance de ma considération la plus distinguée.

Signé : HUBAINE.

Paris, le 2 mai 1864.

A Son Exc. M. **ROUHER**, Ministre d'État.

—

Monsieur le Ministre,

Au moment où je soumets au jugement de l'opinion publique les propositions scientifiques que, sur ma demande, vous avez bien voulu transmettre à l'Académie impériale de Médecine, je viens vous prier de leur continuer votre puissant patronage en daignant accepter la dédicace de ma publication : *De l'état naissant dans le domaine médical.*

Cette faveur, Monsieur le Ministre, témoignerait que les applications de la science se développent sous le règne de Napoléon III, malgré l'existence des dispositions de la loi que le privilége ou l'ignorance peuvent leur opposer.

L'acceptation de Votre Excellence me permettrait à moi, et j'en serais heureux, de vous témoigner publiquement la reconnaissance que je dois au Ministre de l'agriculture, du commerce et des travaux publics, et au Ministre d'État.

J'ai l'honneur d'être,

Monsieur le Ministre,

de Votre Excellence,

le très-humble et très-obéissant serviteur.

Paris, le 7 juin 1864.

A M. LE DOCTEUR **J. BERNARD.**

—

Monsieur,

Vous avez bien voulu offrir à Monsieur le Ministre la dédicace de votre prochaine publication : *De l'état naissant dans le domaine médical.* M. le Ministre me charge de vous remercier de l'offre que vous avez bien voulu lui faire, mais des motifs de haute convenance ne permettant pas aux Ministres d'accepter la dédicace d'un ouvrage, vous comprendrez l'impossibilité dans laquelle se trouve M. Rouher de répondre au désir que vous avez bien voulu lui exprimer.

Agréez, Monsieur, l'assurance de ma considération distinguée.

Le chef du cabinet,

Signé : G. ROUHER.

———

Paris, le 2 mai 1864.

A SON EXC. **M. BOUDET,** MINISTRE DE L'INTÉRIEUR.

—

Monsieur le Ministre,

J'ai eu l'honneur d'appeler l'attention de Votre Excellence sur une innovation thérapeutique intéressant d'une manière toute spéciale l'administration de l'Assistance publique.

Le récent rapport que l'Académie impériale de Médecine vient de faire à son sujet lui permettant de passer de la spéculation théorique dans le domaine de la pratique , je viens solliciter de Votre Excellence que vous daigniez m'autoriser à vous compter au nombre de ceux qui lui accorderont aide et protection en consentant à accepter la dédicace de ma publication : *De l'état naissant dans le domaine médical.*

Le patronage de Votre Excellence, en favorisant l'introduction des préparations d'iode naissant dans les hôpitaux et hospices, aurait pour résultat, j'en ai la confiance, d'apporter à un plus grand nombre de malades le soulagement et la guérison.

J'ai l'honneur d'être,

Monsieur le Ministre,

de Votre Excellence,

le très-humble et très-obéissant serviteur.

Paris , le 6 mai 1864.

A M. LE DOCTEUR **J. BERNARD.**

Monsieur,

Le Ministre de l'intérieur a reçu la lettre que vous lui avez adressée pour le prier d'accepter la dédicace de votre publication : *De l'état naissant dans le domaine médical.*

Son Excellence me charge de vous remercier de votre offre, et de vous exprimer ses regrets de ne pouvoir l'accepter ; mais il ne lui appartient pas d'autoriser, par son approbation, des découvertes pour l'appréciation desquelles il n'est pas compétent.

Recevez, Monsieur, l'assurance de ma considération distinguée.

L'auditeur au conseil d'État, chef du cabinet,

Signé : PERRET.

Paris, le 2 mai 1864.

A Son Exc. M. le Maréchal **RANDON**, Ministre de la Guerre.

—

Monsieur le Ministre,

Dans le courant des deux dernières années, vous avez donné à l'innovation médicale que je poursuis des marques si évidentes d'intérêt, qu'elles m'encouragent, au moment où je vais porter la question devant l'opinion publique, à venir solliciter de Votre Excellence la nouvelle faveur d'accorder votre bienveillant patronage à ma publication : *De l'état naissant dans le domaine médical.*

Si vous daigniez accepter la dédicace de cette publication, qui est une collection de mes communications à l'Académie impériale de Médecine, mentionnée dans le rapport de cette compagnie savante, cette faveur appellerait l'attention des officiers de santé sur des applications de la science qui intéressent tout à la fois l'étude et la pratique de la médecine, et me fournirait une occasion, que je désire vivement, de vous donner un témoignage public de ma reconnaissance.

J'ai l'honneur d'être,

Monsieur le Ministre,

de Votre Excellence,

le très-humble et très-obéissant serviteur.

Paris, le 14 mai 1864.

Monsieur,

Il ne m'appartient pas de prendre sous mon patronage des découvertes scientifiques qui échappent à mon appréciation et dont l'utilité pratique ne semble pas encore suffisamment démontrée.

Pour ces motifs, je ne saurais accepter la dédicace de votre ouvrage : *De l'état naissant dans le domaine médical.*

En refusant cette dédicace, je ne puis d'ailleurs que vous remercier de votre démarche et que regretter de ne pouvoir y donner la suite que vous désirez.

Recevez, Monsieur, l'assurance de ma considération.

Le maréchal de France,

Ministre secrétaire d'État de la guerre.

Signé : RANDON.

Paris, le 2 mai 1864.

A Son Exc. M. Armand **BÉHIC**, Ministre
DE L'AGRICULTURE, DU COMMERCE ET DES TRAVAUX PUBLICS.

Monsieur le Ministre,

J'ai l'honneur de vous informer de la démarche que je crois devoir faire auprès des membres de l'Académie impériale de Médecine, à l'effet de rendre public et exécutoire le rapport que ce corps savant, conseil légal du Gouvernement, vient d'entendre sur mes communications.

Les citations que j'emprunte textuellement à ce rapport et les derniers documents que j'ai fait parvenir à Votre Excellence, attestent l'exactitude de l'interprétation que j'en fais, et me donnent l'espoir que vous voudrez bien vous associer aux intentions de l'Académie en daignant accepter la dédicace de ma publication : *De l'état naissant dans le domaine médical,* mentionnée dans son rapport.

En présence des incertitudes de la législation qui régit l'exer
cice de la pharmacie, les applications de la science inscrites
dans cette publication recevraient de votre acceptation une
garantie qui aurait pour but de les soustraire aux attaques de
l'ignorance et du mauvais vouloir.

J'ai l'honneur d'être,

Monsieur le Ministre,

de Votre Excellence,

le très-humble et très-obéissant serviteur.

_____

A Son Exc. M. **DURUY**, Ministre de l'Instruction publique.

—

Paris, le 2 mai 1864.

Monsieur le Ministre,

L'attention que vous prêtez à tout ce qui touche à l'enseigne-
ment m'enhardit à venir solliciter de Votre Excellence la faveur
que vous daigniez accepter la dédicace de ma publication : *De
l'état naissant dans le domaine médical.*

Cette publication, qui est une collection des mémoires que
j'ai adressés à l'Académie impériale de Médecine, et au sujet
desquels un rapport a été lu à cette Compagnie savante, contient les rudiments d'un nouveau mode de dénomination et d'observation des phénomènes physiologiques qui semblent devoir
conduire plus loin dans la connaissance de l'homme.

Le patronage éclairé de Votre Excellence, qui signalerait ma
publication à l'attention des hommes studieux, pourrait favoriser
le développement de la nouvelle étude de la physiologie.

J'ai l'honneur d'être,

Monsieur le Ministre,

de Votre Excellence,

le très-humble et très-obéissant serviteur.

Paris, le 20 septembre 1860.

A M. LE DOCTEUR **J. BERNARD**.

—

Cher confrère,

Je ne suis que le rapporteur d'une Commission de trois membres. Mes dispositions étant que la forme sous laquelle vous proposez l'emploi de l'iode mérite d'être expérimentée, la présomption étant en sa faveur, je réunirai la Commission entière et lui soumettrai la question.

Quant à la note supplémentaire ou second mémoire dont vous m'avez donné communication, je vous engage à en saisir régulièrement l'Académie, en le lui adressant, soit comme supplément au premier travail, soit pour le remplacer, en demandant à reprendre le premier mémoire.

Tout à vous.

Signé : CHATIN.

———

Paris, le 29 novembre 1864.

A M. LE DOCTEUR **J. BERNARD**.

—

Cher confrère,

N'ayant pu faire prévaloir mes sentiments au sein de la Commission, dont la majorité a décidé qu'il n'y avait pas lieu de faire un rapport, j'ai remis les pièces à M. X*** et déclaré que je me retirais.

Votre devoué confrère.

Signé : CHATIN.

Paris, le 19 septembre 1861.

A M. LE DOCTEUR **J. BERNARD**.

Monsieur,

J'ai lu avec beaucoup d'attention la note que vous avez déposée chez moi ; les considérations que vous y avez exposées sont intéressantes, mais elles ne répondent pas à la demande que je vous ai adressée et que vous avez reproduite en tête de votre écrit.

L'oxygène ordinaire, l'oxygène de l'air reste longtemps en contact avec les matières organiques contenues dans l'air ou dans l'eau sans les brûler. L'oxygène ozoné ou l'oxygène naissant, tel qu'il est fourni par les hypochlorites et les permanganates alcalins, les brûle immédiatement.

Voilà un fait qui démontre la différence d'action de ces deux oxygènes. Montrez-moi un fait équivalent à celui-là pour l'iode naissant, montrez-moi qu'il agit sur la peau, comme vous me l'avez proposé, autrement que l'iodure ioduré de potassium, à proportions égales ou que l'iode très-divisé, j'aurai une base d'appréciation ; autrement je n'ai à juger que des hypothèses plus ou moins spécieuses, et ce n'est pas sur des hypothèses, mais sur des faits, ou au moins sur un fait démontré, que je puis faire un rapport utile à l'Académie.

Veuillez recevoir, Monsieur, l'expression de mes sentiments très-distingués.

Signé : F. BOUDET.

Paris, le 24 janvier 1862.

A M. LE DOCTEUR J. BERNARD.

Monsieur,

Je m'empresse de vous informer que j'ai lu aujourd'hui à la Commission un rapport étendu sur votre mémoire, que le rapport a été approuvé, et que je compte le lire mardi prochain à l'Académie.

Je regrette de n'avoir pas pu vous donner plus tôt cette satisfaction.

Signé : F. BOUDET.

Paris, le 2 mai 1864.

FRAGMENT D'UNE LETTRE ADRESSÉE A MESSIEURS :

Andral.

Baffos, Baillarger, Bailly, Barth, Beau, Béclard, Bernard (Claude), Blache, Berthelot, Blot, Bouchardat, Boudet, Bouillaud, Bouley, Boullay, Bousquet, Boutron, Bouvier, Briquet, Bussy.

Caventou, Chailly, Chatin, Chevallier, Chevreul, Civiale, Cloquet, Conneau, Cruveilhier.

Danyau, Davenne, Delpech, Denonvilliers, Depaul, Desportes, Devilliers, Devergie, Dubois (baron), Dubois (Frédéric), Dumas.

Edwards.

Falret, Fée.

Gavarret, Gaultier de Claubry, Girardin, Gibert, Gimelle, Gobley, Gosselin, Grisolle, Guérard, Guérin, Guibourt.

Henry (Ossian), Hervez de Chegoin, Huguier, Husson, Huzard.

Jacquemier, Jadioux, Jobert, Jolly.

Kergaradec (de).

Lafond Ladébat, Larrey, Laugier, Leblanc, Le Canu, Lélut, Lévy (Michel), Littré, Louget, Louis.

Magne, Malgaigne, Mêlier, Montagne.

Nélaton.

Petroz, Pidoux, Piorry, Poggiale, Poiseuille.

Rayer, Reynaud, Reynal, Ricord, Robin, Robinet, Roche, Roger, Rostan.

Sappey, Ségalas, Serres.

Tardieu, Trébuchet, Trousseau.

Velpeau, Vernois.

Wurtz. — Membres de l'Académie de médecine.

Messieurs,

Le rapport de l'Académie de Médecine sur mes communications établit une situation nouvelle intéressante à définir et à faire connaître.

L'Académie est juge de faits. Les innovations, tant qu'elles ne sont pas établies sur des données pratiques, ne sauraient obtenir son approbation.

Cependant, lorsqu'il arrive, — et cela est constant pour les grandes découvertes, — que les théories et les assertions reposent sur les données exactes de la science, et que l'auteur, empêché par l'imperfection de son travail et l'insuffisance de la science, ne peut encore produire de faits pratiques et cliniques nettement exprimés et appuyés de preuves expérimentales concluantes, l'Académie fournit des recommandations et délivre un laissez-passer.

Elle vient de m'accorder la faveur insigne de me présenter à l'Empereur et de proposer au Ministre de l'agriculture, du commerce et des travaux publics de m'autoriser à faire vendre les préparations pharmaceutiques inscrites dans ma publication : *De l'état naissant dans le domaine médical*, à laquelle elle attribue un caractère officiel.

Enfin elle m'a reconnu une compétence dans la question que j'agite en me prêtant les assertions suivantes :

« 1° J'ai présenté à l'Académie de Médecine des applications médicales de l'état naissant.

« 2° Mes préparations iodogènes sont des applications scientifiques de la théorie électro-chimique.

« 3 Dans mon travail d'analyse chimico-physiologique, j'ai porté l'observation médicale au delà de l'observation empirique.

« 4° L'organométrie est la démonstration régulière d'un fluide organique dans le tissu vivant.

« 5° Les analogies des transformations physiques et physiologiques fournissent une démonstration scientifique valable de l'existence de fluides organiques. »

Les conclusions du rapport n'ayant pas amené son insertion au Bulletin de l'Académie, les intentions de cette compagnie savante risqueraient de demeurer inconnues et les faveurs qu'elle m'accorde pourraient m'être déniées, si une manifestation quelconque ne venait les confirmer.

Extrait d'une note adressée à M. H. Roger, rapporteur de la Commission des remèdes secrets et nouveaux à l'Académie de Médecine.

Afin de l'initier (le rapporteur) entièrement à ma pensée et à mes recherches, je vais les retracer dans leur enchaînement et dire leur esprit et leur but.

En 1849, lors de l'épidémie de choléra, le monde savant avait cru voir qu'il existait une certaine corrélation entre l'intensité plus ou moins grande du fléau et la diminution plus ou moins considérable d'ozone contenu dans l'atmosphère ; or, de cette opinion, en admettant qu'elle fût exacte, il semblait résulter que l'oxygène électrisé avait la faculté d'exciter plus favorablement l'économie vivante, et, par cela même, pouvait être un préservatif contre le fléau.

J'étais, ainsi que d'autres chercheurs, vivement préoccupé de cette importante question ; la pensée me vint donc qu'en électrisant le remède à l'exemple de l'oxygène, on pourrait en augmenter sensiblement la puissance.

Cette idée empirique fut le point de départ de mes recherches.

Je pris l'iode pour sujet de mes expérimentations, mais il me fut impossible d'obtenir un résultat satisfaisant, et je me vis contraint de revenir à l'étude plus approfondie de l'ozone, étude qui, par bonheur, me conduisit à observer que l'oxygène électrisé ou ozone et l'oxygène naissant ont les mêmes propriétés.

L'idée de l'électrisation du médicament était reconnue juste; mais il fallait appliquer le principe à l'iode, métalloïde dont les combinaisons en usage ne présentaient pas de procédés de séparation facilement applicables à la médecine.

J'obtins, par la réaction de l'acide tartrique sur la dissolution alcaline d'iode, un procédé d'une précision mathématique.

Restait à établir la formule pharmaceutique dont la disposition devait être déduite des effets thérapeutiques; je me livrai donc à l'expérimentation clinique, qui me fit découvrir des ressources nouvelles pour la médecine, au premier rang desquelles une action physiologique du médicament, autre que celle qui lui était attribuée.

Cette dernière observation fut, en effet, la base de mes recherches chimico-physiologiques, qui, en éclairant l'action physiologique nouvellement observée, devaient mettre en évidence l'erreur du remède et justifier, au point de vue de la science, l'idée empirique de l'électrisation du médicament, en démontrant que cette action physiologique est le résultat de l'action chimique, c'est-à-dire du dégagement de quelques-unes des manifestations de l'agent impondérable inorganique, lesquelles, à leur tour, développent dans le tissu vivant des fluides propres à ce tissu.

Quelques tentatives faites sur d'autres médicaments que l'iode, et avec l'iode, sur d'autres tissus que la peau, me confirmèrent la généralité du phénomène, — à savoir que les corps organisés vivants sont le siége de fluides différents de ceux qui animent momentanément la matière inerte, — et me prouvèrent, en conséquence, qu'il est indispensable, pour augmenter ou diminuer leur production dans l'individu, dans les organes et dans les tissus, de connaître les mouvements des fluides et les propriétés générales des tissus.

Je me trouvais, dès lors, en présence d'une fraction de la science médicale à peine connue et qui touche tout à la fois à la chimie, à la physique, à la pharmacie, à la physiologie, à la thérapeutique et à l'hygiène.

La démonstration scientifique de la découverte empirique de l'iode naissant était à peine entrevue ; — l'observation que les préparations pharmaceutiques d'iode naissant sont une application de la théorie électro-chimique est récente ; — elle comportait, d'ailleurs, la connaissance des sciences les plus élevées, et il fallait, pour ne pas s'écarter de la méthode analytique nécessaire à son étude, faire abstraction de toute doctrine médicale.

C'est à cette phase du développement de l'idée d'importer l'état naissant dans le domaine médical que je me suis adressé à l'Académie de Médecine, et voici, maintenant, à quelle période est parvenue l'innovation.

Les côtés chimique physique et pharmaceutique de ma proposition sont dès à présent assez solidement établis pour résister à la critique ; le côté physiologique est seulement abordé.

J'ai dû me borner jusqu'ici à établir une démonstration logique et régulière, quoique incomplète, faute d'éléments suffisants, d'un phénomène physiologique apparent (le dégagement du calorique physiologique ou *organicité*), dans un tissu spécial, la peau, et à tracer l'ébauche d'une théorie physiologique indiquée par l'analogie des transformations de l'agent impondérable inorganique et organique.

La comparaison des phénomènes physiques et physiologiques révèle à l'observateur une corrélation extrêmement séduisante, corrélation jetant sur les faits de la vie, chez l'homme, une lumière qui n'éclaire pas seulement ceux de ces faits qui touchent à la médecine, mais encore ceux d'un ordre plus élevé et sur lesquels il serait prématuré d'insister ; les analogies observées, bien que sensibles pour toutes les intelligences, ne peuvent être judicieusement appréciées que par ceux d'entre les savants à qui la philosophie des sciences physiques et naturelles est familière.

Il importait donc de définir quelques-unes des analogies observées, et il fallait, pour obtenir ce résultat, établir en regard une théorie physique qui les fît ressortir.

Je crois avoir atteint ce but dans l'*Essai sur la transformation des fluides inorganiques et organiques*, l'idée théorique s'appuyant déjà sur la démonstration scientifique de l'un des fluides organiques.

Mais pour faire à la thérapeutique et à l'hygiène une application régulière du phénomène physiologique produit et mesuré par l'organomètre, il est indispensable de connaître les lois du mouvement de ce fluide et les propriétés générales des tissus dans lesquels il est observé.

Je me suis borné à l'indication de cette partie de la physiologie qui comporte, pour les physiologistes, des connaissances comparables à celles que les physiciens possèdent actuellement sur les propriétés générales de la matière.

L'application scientifique des vues théoriques que j'ai exposées implique également, pour la pathologie et la thérapeutique, des classifications exprimant les états de la matière organisée vivante, comme la classification chimique exprime les différents états des corps inertes, classifications rendant compte du mouvement des fluides organiques dans les tissus vivants, comme une classification des transformations du calorique, de l'électricité, du magnétisme et de la lumière peut être établie pour rendre compte du mouvement des fluides inorganiques dans la matière inerte.

L'indication d'un semblable travail dit à la fois la difficulté et la possibilité de son exécution; elle dit que si ma tentative était complétée pour tous les médicaments en chimie, en physique, en pharmacie, en physiologie, en pathologie et en thérapeutique, comme elle l'est actuellement pour l'iode en chimie, en physique, en pharmacie, la médecine n'aurait rien à envier aux sciences les plus avancées.

On voit donc qu'il est nécessaire d'exécuter, pour les autres médicaments, un travail semblable à celui qui a été fait pour l'iode, et de ramener les variétés de chacun d'eux à un type d'une action physiologique définie régulièrement.

A M. BOUILLAUD.

—

Monsieur et très-honoré Maître,

J'ai l'honneur de vous adresser quelques-unes des données personnelles que vous avez eu la bonté de me demander, vous priant d'avance d'être indulgent pour les indications insuffisantes d'un travail dont jusqu'ici je ne m'étais pas occupé particulièrement.

Vous avez pu voir, par ma dernière lettre aux membres de l'Académie de Médecine, qu'il reste à établir régulièrement les côtés physiologique pathologique et thérapeutique de ma proposition : d'*importer dans le domaine médical les propriétés de l'état naissant,* et c'est l'ébauche de ce travail tout entier que je suis obligé d'aborder.

Pour répondre dignement à votre demande, j'ai cru devoir entrer dans des considérables théoriques qui sont le lien des données nécessairement incomplètes que je viens vous soumettre. Il en résulte même une grande disproportion entre les deux parties intégrantes de cette communication; mais, avec la règle que je me suis imposée, il était impossible qu'il en fût autrement. En effet, vous me demandez des données personnelles, et, dès lors, je n'ai voulu soumettre à votre jugement que celles obtenues par la voie de l'expérience, bien que j'aurais pu les déduire en quelque sorte *à priori* de ma théorie avec la certitude de les voir se confirmer par la pratique.

Ce n'est pas tout : car même dans ces limites, je me suis posé de nouvelles bornes et j'ai cru devoir m'en tenir aux observations les plus caractéristiques, pensant qu'avec un praticien aussi habile que vous, il était inutile de relever des détails que votre expérience personnelle peut vous révéler tous les jours.

Ces considérations vous feront comprendre la répugnance que je dois éprouver à entrer sur ce terrain insuffisamment préparé et difficilement intelligible pour tout autre que pour vous, cher maître, et elles vous donneront tout d'abord l'explication de mon refus de fournir à l'Académie de Médecine des observations cliniques justifiant la supériorité des préparations d'iode naissant sur les préparations d'iode en usage.

Il m'eût fallu, pour y parvenir, employer les procédés de l'empirisme, et, comme j'avais remarqué l'insuffisance de ces procédés, au double point de vue de la dénomination et de l'observation des phénomènes physiologiques pathologiques et thérapeutiques, je me suis efforcé de fournir, préalablement, une démonstration scientifique de chaque phase de mes recherches. Plaçant les intérêts de la science avant les miens, j'ai préféré subir un retard préjudiciable à mes intérêts, mais qui avait l'avantage de maintenir mes recherches dans une voie véritablement scientifique.

Maintenant que ce résultat est obtenu par la formule d'une théorie physiologique basée sur les transformations de l'agent impondérable organique, je puis indiquer l'action physiologique de l'iode en conformité de la théorie.

C'est elle qui trace la voie, je n'ai qu'à la suivre et à l'interpréter.

Dans l'examen que vous voulez bien faire de ses applications, je vous prie de ne pas la perdre de vue un seul instant. C'est l'analogie des phénomènes physiques et physiologiques qui est ici le fil d'Ariane.

Les phènomènes physiologiques facilement reconnaissables, lorsque le mouvement du fluide qui les produit entraîne des modifications matérielles, deviennent moins faciles à distinguer, lorsque le fluide se manifeste dans des tissus non altérables en apparence; ils sont toujours difficiles à caractériser d'une manière précise, lorsque le mouvement du fluide est peu accentué.

C'est ainsi que les manifestations de l'organicité sont plus aisées à reconnaître que celles du dynamisme, et celles du sentiment plus marquées que celles de l'intelligence.

Malgré toutes les réserves que je viens de faire, il est possible que mon travail ne vous paraisse pas encore arrivé à un état de clarté satisfaisant. Aussi, je le répète, avec tout autre que vous, j'aurais usé de plus de réserve; mais je sais, cher maître, que, par vos travaux personnels, vous êtes mieux placé qu'aucun autre membre de l'Académie de Médecine pour apprécier la nature des recherches que je poursuis dans le domaine physiologique pathologique et thérapeutique, de même que votre collègue, M. Chatin, s'est trouvé, par ses travaux personnels, mieux placé qu'aucun autre académicien pour les juger au point de vue physique chimique et pharmaceutique.

Je dois à M. Chatin la meilleure part des applications de la science dont vous avez à estimer l'utilité pratique, et j'ai la confiance que votre direction et votre concours peuvent me servir, non pas à improviser de toute pièce une science médicale nouvelle, mais à ébaucher une partie importante de cette science.

DE L'EXISTENCE DES FLUIDES ORGANIQUES.

Les moyens de reconnaître et de mesurer les fluides physiques et physiologiques offrent des analogies remarquables. Ainsi les physiciens savent que l'aiguille aimantée est leur instrument le plus complet; la sensation remplit ce rôle pour les physiologistes.

Il est vrai que l'instrument mesure tous les degrés du phénomène physique en même temps qu'il le dénonce, alors que le phénomène physiologique ne semble pas toujours susceptible d'une appréciation rigoureuse; mais il est à présumer que la multiplicité des formes de la sensation conduira les physiolo gistes à la découverte d'un procédé de mensuration aussi précis que celui dont les physiciens disposent aujourd'hui.

Quant à la difficulté existante, il est facile de s'en rendre compte. En effet, on voit le corps de l'homme, à l'état de santé, éprouver, sous l'influence de l'élévation et de l'abaissement de la température, deux ordres de phénomènes qui forment les deux extrémités d'une chaîne double au milieu.

Dans le premier cas, c'est l'augmentation de la vitalité qui, dans ces résultats extrêmes, conduit à la mortification du tissu vivant ; dans le second, c'est la diminution de la vitalité aboutissant à la cessation de la vie.

On observe néanmoins que certains degrés de cette action de la chaleur et du froid produisent, par leur alternance, une augmentation de la vitalité. Les manifestations du dynamisme, du sentiment et de l'intelligence présentent des phénomènes semblables.

Toutefois si la nature de ces fluides les dérobe à l'observation, dans certaines limites, on conçoit que l'intervalle en deçà et au delà duquel ils sont facilement appréciables, est identique, et qu'il constitue un équilibre *flottant* où le mouvement des fluides organiques cesse de se montrer sans pour cela cesser d'exister.

En étudiant les phénomènes de la vie, à l'exemple de ceux de la matière inerte, on est conduit à admettre qu'ils sont produits par les variétés d'un agent impondérable spécial.

Cette hypothèse admise, l'observateur est frappé tout d'abord de la différence qui semblerait exister dans les mouvements de la matière pondérable sous l'influence des fluides inorganiques et organiques. Ainsi, dans la matière inerte, le corps qui naît est généralement fixe et le mouvement cesse aussitôt après la réaction, tandis que pour la matière organisée vivante la substance qui se forme n'a qu'une durée souvent très-limitée, et le mouvement persiste.

L'observation attentive montre bientôt que ce n'est là qu'une question de durée. L'analyse des phénomènes physiques ne permet pas d'aller au delà des faits de détail correspondant à

ceux qui, dans l'organisation humaine, — lesquels par paren-
thèse nous échappent, — sont désignés sous le nom de phènomènes de l'assimilation et de l'élimination, tandis qu'au contraire nous pouvons suivre ceux qui se produisent dans l'ensemble de l'individu.

C'est ainsi, cher maître, que vous avez pu suivre ceux qui
distinguent le dégagement du calorique physiologique dans
l'ordre pathologique, et que vous avez trouvé le moyen d'en
neutraliser les néfastes influences par votre méthode des saignées
répétées. Vous avez caractérisé le phénomène dans sa période
descendante, et il vous appartient de continuer votre œuvre en
le décrivant dans sa période ascendante, alors qu'il est produit
au moyen des préparations iodogènes que j'ai formulées.

Dans le but de vous rendre facile le maniement de ces instruments médicaux, je vais essayer de vous résumer ma pensée
sur l'action de l'iode.

Ce corps simple forme avec la matière organisée vivante une
combinaison, qui détermine un dégagement local d'organicité.
Le produit de cette combinaison, soluble dans les liquides alcalins de l'économie, est entraîné dans le torrent circulatoire. Il
vient alors exercer sur les parois des vaisseaux, un effet semblable à celui que produiraient, sur la peau, les frottements
d'un corps étranger, c'est-à-dire un dégagement d'organicité,
et, par conséquent, un phénomène inverse de celui qui résulte
de la diminution du sang dans la circulation.

Les préparations iodogènes sont disposées de manière à pouvoir produire soit l'excitation locale, soit l'excitation générale à
tous ses degrés. Elles sont rapportées au type que j'ai décrit
sous le nom d'*organomètre*, de telle sorte que le praticien, selon
les indications théoriques que je vais exposer, sait, d'une manière certaine, quand leur emploi est opportun. De plus, l'expérience lui ayant appris les manifestations physiologiques pathologiques et thérapeutiques de cette excitation, il peut suivre
l'effet produit par l'iode aussi facilement que celui qui résulte
de la saignée.

Pour arriver aux indications théoriques dont il vient d'être fait mention, il faut les grouper autour d'une hypothèse qui, à l'exemple de ce qui se passe en physique et en chimie, peut être momentanément considérée comme l'expression de la vérité au même titre que les hypothèses des physiciens et des chimistes.

A ce compte, j'admets qu'il se dégage dans les tissus vivants, par l'assimilation et l'élimination, deux fluides différents analogues à ceux qui se forment pendant la réaction de l'acide sulfurique sur le zinc; l'un, l'organicité ou calorique physiologique; l'autre, le dynamisme ou électricité physiologique.

L'existence de l'organicité est démontrée par l'organomètre; mais celle du dynamisme est beaucoup plus difficile à établir.

Cependant, de même que la présence de l'électricité dans une réaction chimique est constatée au moyen de l'aiguille aimantée, de même aussi l'augmentation et la diminution du dynamisme sont révélées, au moyen de la sensation, d'une manière très-appréciable, dans les états physiologiques désignés vulgairement sous la dénomination de : *inquiétude dans les jambes, inquiétude d'esprit, lassitude du corps et de l'esprit*. Les manifestations anormales de la force et de la faiblesse physique et morale doivent également être attribuées au dynamisme.

Il est à présumer que le dynamisme produit indirectement l'embonpoint dans l'âge mûr, par sa transformation en organicité, et les excroissances de chair (végétations, éléphantiasis), lorsque la transformation est très-circonscrite ou de longue durée.

Et qui sait si l'étude de ce fluide ne doit pas fournir la clef des manifestations de la volonté ?

Quant aux manifestations du sentiment, elles offrent, avec celles du magnétisme, des ressemblances frappantes.

Le sentiment ne paraît résulter, dans l'organisation humaine, que de la transformation des autres fluides, et il n'est observé que dans certains tissus. On sait que l'aimant naturel garde longtemps ses propriétés; et certaines sensations persistent quelque temps après leur perception.

Le sentiment ainsi que l'organicité et le dynamisme offre deux manifestations opposées : le plaisir et la douleur.

L'intelligence est dégagée dans le cerveau qui, semblable à un cristal phosphorescent, jouit également de propriétés analogues à celles des corps sur lesquels l'électricité statique peut être développée.

Les autres variétés de l'agent impondérable dégagent ce fluide ; mais ce sont là des analogies et des observations qui, faute de pouvoir être exposées avec les développements qu'elles comportent, vous paraîtront peut-être plus ingénieuses que profondes et réelles. Aussi je m'arrête et je passe rapidement à un autre côté de la question.

MOUVEMENT DES FLUIDES ORGANIQUES.

(Localisation et généralisation).

L'expérience montre, d'une part, que le dégagement d'organicité observé au début des phlegmasies est suivi d'une localisation du fluide *(les maladies aiguës)*. On remarque également que les affections qui naissent de l'insuffisance de l'organicité présentent aussi une localisation du fluide *(névralgies, dartres, maladies chroniques)*.

On voit, d'autre part, que certains soins hygiéniques ou thérapeutiques employés par l'empirisme masquent un phénomène pathologique, ou le dissimulent en le généralisant.

C'est à des effets de cette nature que les remèdes doivent leur mérite réel, lorsqu'ils en ont un.

Ce qui se passe pour l'organicité se produit également pour le dynamisme. L'augmentation de force d'un muscle agissant isolément est un exemple de sa localisation ; la faiblesse relative de ce muscle dans l'effort général indique la généralisation du fluide.

Les pressentiments heureux ou funestes, la peur, sont des exemples de la localisation du sentiment ; l'amour du bien et l'horreur du mal indiquent la généralisation du fluide.

Les aptitudes acquises et les monomanies sont des localisations de l'intelligence; l'appréciation judicieuse des hommes et des choses est un exemple de généralisation.

En résumé, le développement anormal, quoique non pathologique, de l'organicité, du dynamisme, du sentiment et de l'intelligence conduit : le premier à l'embonpoint général ou local, et à une faiblesse relative de la vigueur, du sentiment et de l'intelligence; le deuxième au développement de la vigueur et à l'affaiblissement relatif de la corpulence, de la sensibilité et de l'intelligence; le troisième à l'impressionnabilité excessive et à la diminution relative de l'embonpoint, de la vigueur et du jugement; le quatrième conduit à la lucidité d'esprit, à un affaiblissement du volume du corps, de la vigueur et du sentiment.

TRANSFORMATIONS DES FLUIDES ORGANIQUES.

En abordant ce sujet, je dois vous prier, cher maître, de remarquer que j'ai le dessein de tracer le *schema* d'une classification physiologique plutôt qu'une classification véritable. Les noms importent peu; ils ne sont ici que l'étiquette des idées; et comme à toute idée nouvelle correspond nécessairement une expression spéciale, j'ai été conduit à créer des mots qui ne sont peut-être pas justifiables au point de vue philologique, mais qui ont le mérite de rendre avec clarté des idées qui ont elles-mêmes ce caractère.

En se reportant au tableau synoptique de la transformation des fluides organiques, on voit que l'agent impondérable organique comprend quatre variétés, et que chacune d'elles peut se transformer totalement ou partiellement en l'un ou plusieurs des autres fluides.

D'où les deux modes de classification résumés dans le tableau qui suit :

1° Lorsque les fluides qui résultent de la transformation sont multiples, la dénomination du phénomène est formée de la première syllabe du nom du ou des fluides produits avec le complément du nom du fluide dominant;

2° Lorsque les fluides qui se transforment sont multiples, la dénomination du phénomène est formée de la première syllabe du nom du ou des fluides transformés avec le complément du nom du fluide dominant, la dénomination étant précédée des prépositions négatives *in* et *a* ou *ana*, selon l'origine latine ou grecque du nom du fluide dominant ;

3° Dénomination mixte.

Ce premier essai de classification conduira tout naturellement à un nouveau mode dans lequel on pourra éviter, peut-être, les termes barbares dont j'ai dû me servir, mais dans tous les cas, cette nouvelle classification ne tardera pas à devenir insuffisante à son tour, lorsque l'observation de la proportion des fluides deviendra possible.

ESSAI D'UNE CLASSIFICATION

DE LA

transformation des fluides organiques,

APPLICATIONS DE LA THÉORIE

des transformations de l'agent impondérable organique à la physiologie (1).

TRANSFORMATION de l'agent impondérable organique en :	1er MODE DE DÉNOMINATION indiquant le ou les fluides résultant de la transformation.	2e MODE DE DÉNOMINATION indiquant le ou les fluides qui se transforment.	3e MODE DÉNOMINATION mixte.	ÉTATS PHYSIOLOGIQUES.
ORGANICITÉ.	Organie.	Indysensintelligie ou Indyinsensie, ou Asrosindynamie.	Organie.	Fièvre. (Inflammation.) Anémie. (Réfrigération.)
DYNAMISME.	Dynamie.	Inorinsensintelligie ou Inorinsensie, ou Aninsensorganie.	Dynamie.	Besoin de se mouvoir. (Inquiétude dans les jambes.) Prostration. (Lassitude d'un membre trop exercé.)
SENTIMENT.	Sensie.	Indyorintelligie ou Aninordyoamie, ou Aninadyorganie.	Sensie.	Besoin d'aimer. (Amour de l'homme pour la femme.) Insensibilité. (Misanthropie.)
INTELLIGENCE.	Intelligie.	Inordysensie ou Asensordynamie, ou Adysensorganie.	Intelligie.	Désir de connaître. Ennui.
ORGANICITÉ ET DYNAMISME.	Ordynamie ou Dyorganie.	Insensintelligie ou Ininsensie.	Ordynamie.	Vigueur par l'exercice. (Vigueur par les excitants.) Affaiblissement par le repos. (Affaiblissement par l'opium.)
ORGANICITÉ ET SENTIMENT.	Orsensie ou Sensorganie.	Indyintelligie ou Anindynamie.	Orsensie.	Incitation physiologique des sens. (Prurit.) Insensibilité physique et morale. (Absence du goût, de l'odorat.)
ORGANICITÉ ET INTELLIGENCE.	Orintelligie ou Inorganie.	Indysensie ou Insensdynamie.	Inorganie.	Enthousiasme. Froideur.
DYNAMISME ET SENTIMENT.	Dysensie ou Sensdynamie.	Inorintelligie ou Aninorganie.	Dysensie.	Effort passionnel. Fascination.
DYNAMISME ET INTELLIGENCE.	Dyintelligie ou Indynamie.	Inorsensie ou Asensorganie.	Indynamie.	Contention d'esprit. Stupéfaction.
SENTIMENT ET INTELLIGENCE.	Sensintelligie ou Insensie.	Anordynamie ou Adyorganie.	Anordynamie.	Pressentiment. Imprévoyance.
ORGANICITÉ, DYNAMISME ET SENTIMENT.	Ordysensie ou Sensordynamie, ou Dysensorganie.	Inintelligie.	Inintelligie.	Passion. (Spasme voluptueux.)
ORGANICITÉ, DYNAMISME ET INTELLIGENCE.	Dyorintelligie ou Inordynamie, ou Indyorganie.	Insensie.	Insensie.	Insensibilité. (Maladie des convulsionnaires.)
ORGANICITÉ, SENTIMENT ET INTELLIGENCE.	Orsensintelligie ou Orinsensie, ou Insensorganie.	Adynamie.	Adynamie.	Sensation. (Dégustation.)
DYNAMISME, SENTIMENT ET INTELLIGENCE.	Dysensintelligie ou Dyinsensie, ou Sensindynamie.	Anorganie.	Anorganie.	Volonté. (Pâleur dans le danger.)

(1) Les exemples choisis n'ont pas été étudiés et j'en reconnais l'insuffisance.

DES PROPRIÉTÉS DES TISSUS.

On ne peut emprunter aux recherches des physiologistes, faites à un point de vue empirique, un exemple qui puisse servir à caractériser ce que l'étude, mieux dirigée, fera ultérieurement connaître des propriétés générales de l'organisation et des propriétés particulières des tissus.

En effet, que sait-on des aptitudes physiologiques de la matière organisée vivante et de ses changements dans l'individu, les organes et les tissus, sous l'influence de tous les corps simples et composés, des fluides organiques (*organicité, dynamisme, sentiment* et *intelligence*). des fluides inorganiques (*calorique, électricité, magnétisme, lumière*) et probablement des fluides supérieurs ?

L'analyse du phénomène physiologique basée sur la théorie des transformations, montre, d'une part, qu'il est produit par une cause directe ou indirecte, mais qu'en définitive, il résulte de l'augmentation ou de la diminution de l'organicité, du dynamisme, du sentiment et de l'intelligence dans l'individu ou dans l'une de ses parties.

Les différences observées sont dues aux proportions des fluides, variables à l'infini, et aux modifications opérées sous leur influence dans l'individu, les organes ou les tissus.

L'expérience apprend, d'autre part, qu'au fur et à mesure que les fluides s'éloignent du point virtuel qui en serait la quantité normale dans la matière organisée vivante, les modifications sont facilitées et les transformations favorisées ou empêchées.

Dans l'impuissance de formuler les lois du mouvement des fluides et de préciser les propriétés des tissus, je me borne à cette indication, en rappelant que l'organomètre est une tentative dans le sens de leur recherche.

MÉCANISME DE LA PRODUCTION DES MALADIES ET DE LEUR GUÉRISON.

Les données théoriques servant à interpréter la production et la guérison des maladies sont d'autant plus indispensables qu'en leur absence, il n'y a pas de science possible, et j'oserai ajouter que l'expérience abandonnée à elle seule est impuissante à la créer.

Je vais, par un exemple, faire une application des données théoriques qui précèdent.

Quand un dégagement considérable d'organicité a été opéré chez une personne, soit par l'effet d'une cause directe, comme le calorique, soit par une cause indirecte tel qu'un exercice violent, et qu'elle se trouve ensuite exposée à un refroidissement subit, il y a production d'un phénomène physiologique semblable à celui qui est observé après les applications de glace et dont les enfants pourraient faire l'expérience, lorsqu'ils confectionnent des boules de neige. Il se produit un nouveau dégagement d'organicité, lequel sera d'autant plus considérable que le dégagement du fluide avait été lui-même plus considérable, et que le refroidissement se sera trouvé dans les conditions les plus favorables à la production du fluide.

Lorsque l'équilibre des diverses parties de l'économie est parfait ou que le dégagement ne dépasse pas les limites au delà desquelles il se produirait une localisation, on observe tous les degrés de l'état fébrile.

La localisation du fluide se produit lorsque le dégagement est très-considérable ou lorsque les tissus se trouvent aptes à la faciliter et à favoriser la transformation des autres fluides.

C'est à une localisation d'organicité que sont dus la pleurésie, la pneumonie, la bronchite, les rhumatismes articulaire et musculaire, etc.

L'observation a conduit les praticiens à l'indication thérapeutique qui ressort de la théorie, et ils utilisent la saignée et la réfrigération (*diminution d'organicité*), la purgation et la vésication (*localisation artificielle d'organicité*); mais l'absence d'une idée théorique qui confirme et régularise les effets obtenus et servant à apprécier les rapports qui existent entre l'état pathologique et l'action thérapeutique, rend toute mensuration régulière impossible.

Je pense, cher maître, que vous avez été guidé par des vues semblables à celles que j'exprime, lorsque vous avez mesuré l'action thérapeutique de la déplétion sanguine sans l'aide que j'ai rencontré dans l'analogie des phénomènes physiques et physiologiques et dans la connaissance approfondie de l'action que l'iode exerce sur les tissus vivants.

Je termine là, Monsieur et très-honoré maître, cet exposé informe de la théorie physiologique basée sur la transformation des fluides organiques.

Je sollicite pour cet essai toute votre indulgence, mais je livre l'idée théorique à toute la sévérité de votre appréciation.

Si elle méritait votre suffrage, elle me donnerait l'autorité, et, partant, la garantie dont j'ai besoin, pour en faire passer les applications dans le domaine de la thérapeutique et de l'hygiène, et, dès lors, le commerce des *préparations d'iode naissant*, ou *instruments médicaux, ostensiblement formulés et dosés et sans attributions de propriétés curatives*, deviendrait ce qu'est aujourd'hui celui des instruments chirurgicaux.

Veuillez recevoir, etc.

————————

Paris, le 14 juillet 1864.

A M. LE DOCTEUR **J. BERNARD.**

Monsieur,

L'Académie impériale de Médecine vient de m'adresser le rapport qui lui avait été demandé au sujet des nouvelles observations que vous avez produites à la suite de son autre rapport du 19 janvier 1864, relatif à la question de l'iode naissant.

L'Académie déclare maintenir purement et simplement ses premières appréciations, ne donner aucune adhésion aux théories que vous avez exposées et s'en référer, d'une manière absolue, aux conclusions finales de son précédent rapport, portant que vous n'êtes pas dans le cas de bénéficier des décrets relatifs aux remèdes reconnus nouveaux et utiles. D'après cet avis, je ne puis que me référer à ma lettre du 16 février 1864.

Quant à la dédicace que vous avez bien voulu m'offrir d'une publication dont vous auriez le projet, je ne puis, Monsieur, l'accepter, et je vous prie d'agréer, à cet égard, avec mes remercîments, l'expression de mes regrets.

Recevez, Monsieur, l'assurance de ma parfaite considération.

Le Ministre de l'agriculture,
du commerce et des travaux publics.

Signé : Armand BÉHIC.

Paris, le 1er février 1864.

A M. LE DOCTEUR **J. BERNARD.**

Monsieur,

L'Académie impériale de Médecine vient de me faire parvenir le nouveau rapport qui lui avait été demandé au sujet des derniers documents que vous avez produits à l'appui de votre découverte de l'iode naissant, et de l'application dont vous la jugez susceptible.

L'Académie a trouvé dans votre travail, en théorie, des vues, de l'esprit, des assertions et des pétitions de principes, mais pas de faits pratiques et cliniques nettement exposés et appuyés de preuves expérimentales concluantes. Cette Compagnie savante déclare que, quelque ingénieuses que puissent sembler des hypothèses, quels que soient l'ardeur, la persévérance et même le talent de ceux qui les émettent, ces théories, tant qu'elles ne sont point établies sur des données pratiques, ne sauraient obtenir son approbation. L'Académie conclut de ce qui précède qu'il n'y a pas lieu d'appliquer à votre découverte les dispositions des décrets relatifs aux médicaments reconnus nouveaux et utiles.

Je ne puis, Monsieur, que vous communiquer cet avis, en me référant d'ailleurs aux lettres ministérielles des 11 mai et 22 juin 1863.

Recevez, Monsieur, l'assurance de ma considération distinguée.

Le Ministre de l'agriculture,
du commerce et des travaux publics.

Signé : Armand BÉHIC.

NOTE

SUR L'IODE NAISSANT.

Depuis plusieurs années, je me suis occupé d'une série de recherches dont le résultat me semble digne de fixer l'attention de l'Académie.

Pour mettre le plus d'ordre et de clarté possible dans l'exposé de ce travail, j'en indiquerai tout d'abord le but et l'esprit.

J'ai cherché à y établir que les substances médicamenteuses agissent sur l'économie humaine, non-seulement en vertu de leur nature chimique, mais encore en vertu de l'arrangement de leurs molécules. J'ai essayé d'établir expérimentalement quelles sont les différences physiques, chimiques et physiologiques que l'iode doit à cet état particulier. Enfin, j'ai recherché quelques formules pharmaceutiques relatives aux principales substances médicamenteuses, telles que : le soufre, le chlore, le brome, l'iode, etc.

On ne sait rien de positif sur la constitution physique de la matière ; néanmoins, tous les faits connus jusqu'ici portent à croire qu'elle résulte d'une agrégation de molécules maintenues à distance et en équilibre sous l'action de forces opposées ; on croit encore généralement que les différences spécifiques, soit physiques, soit chimiques, tiennent à la nature de ces molécules ; mais, à mesure que les observations deviennent plus rigoureuses, le doute naît touchant cette hypothèse, et l'on est amené à reconnaître que l'arrangement de ces diverses molécules doit être pris en considération.

Les faits connus sont encore trop peu nombreux pour être traduits en lois générales ; mais leur importance et leur évidence sont déjà suffisantes pour motiver l'étude des conséquences qui peuvent en résulter au point de vue physiologique et thérapeutique.

Il existe trois formes de l'état moléculaire sur lesquelles on possède assez de documents pour ne pas craindre de voir leur histoire tomber dans le vague de l'hypothèse ou de la fantaisie.

Nous voulons parler de l'état naissant, de l'état allotropique et de l'état de combinaison.

DE L'ÉTAT NAISSANT.

L'état naissant est l'état d'un corps qui se sépare d'une combinaison. A partir de ce moment, le corps existe physiquement. Il est d'ailleurs indifférent que le corps se dégage à l'état de gaz ou qu'il se sépare d'une manière quelconque des autres produits de la réaction ; quant à la durée de la réaction elle-même, elle dépend de la quantité de molécules mises en contact parfait, ainsi que des conditions de fluidité, de température, de dilution et d'une foule d'autres dont l'appréciation est à déterminer.

L'état naissant existe pour le corps simple qui se sépare d'une combinaison ; il existe pour le corps composé au moment où il se forme, soit que tous ses éléments ou un seul d'entre eux se trouvent à l'état naissant ; ou même que le corps composé se sépare de toutes pièces d'une combinaison où il existait.

A la faveur de cet état, les affinités les plus faibles se manifestent avec toute leur énergie. Nous ne pensons pas cependant que l'affinité soit positivement exaltée dans ce cas, mais que cette supériorité apparente, constatée par les faits, réside uniquement dans l'état d'isolement où se trouve la molécule soustraite à toutes les causes d'influences contraires.

Un corps à l'état naissant jouit donc de toute la plénitude de son action, tandis qu'à l'état normal, cette action se trouve plus ou moins entravée par les conditions de masse, de cohésion, de dissolution, etc.

DE L'ALLOTROPIE EN GÉNÉRAL.

L'allotropie, considérée d'abord comme un fait exceptionnel, tend tous les jours à se faire reconnaître comme une propriété générale des corps. Les exemples d'allotropie sont déjà nombreux. Une grande partie des métalloïdes notamment se présentent, suivant certaines circonstances, sous deux ou plusieurs formes différentes, dans lesquelles les propriétés physiques et chimiques des corps sont changées plus ou moins profondément.

C'est ainsi que l'oxygène, sous l'influence de l'électricité, devient tellement différent de l'oxygène ordinaire qu'on l'a d'abord pris pour un corps nouveau, et que son nouveau nom d'ozone lui est resté.

L'hydrogène provenant de l'électrolyse de l'eau possède une faculté de réduction bien supérieure à celle qu'on lui connaît lorsqu'il est dégagé par les procédés chimiques ordinaires.

Les affinités de l'azote normal ne se manifestent qu'en présence des corps à l'état naissant.

Le soufre présente trois états allotropiques.

Le chlore insolé a changé d'état.

Le phosphore blanc devient phosphore rouge à la faveur d'une certaine température.

Le carbone a aussi trois états allotropiques.

Enfin l'arsenic, le bore, le silicium existent dans leurs combinaisons sous différents états.

Si à ces exemples on ajoute ceux, beaucoup plus nombreux, qu'on remarque dans les corps composés, on trouve que les causes déterminantes d'allotropie sont diverses, et il semble qu'on ne puisse assigner, *à priori*, la circonstance qui change à l'état allotropique d'un corps proposé.

Quelques-unes de ces causes montrent cependant, sous ce rapport, une certaine constance dans leurs effets; ce sont : la chaleur, l'électricité et surtout l'état naissant.

La médecine, aussi bien que la chimie, doit tenir compte de ces différences. Tout récemment, l'hygiène vient d'appliquer les connaissances acquises sur les différents états du phosphore, et la thérapeutique avait déjà distingué les divers états allotropiques du protochlorure de mercure et du peroxyde de fer.

L'iode ne pouvait échapper à cette loi; son analogie avec le chlore et l'instabilité de ses composés faisaient pressentir qu'il était capable de manifestations allotropiques.

Il y a donc nécessité de les reconnaître pour apprécier les différences d'action qui ont été remarquées dans ses effets.

Des caractères physiques de plusieurs ordres attestent ces distinctions.

Ainsi deux quantités égales d'iode, dont l'une est précipitée par l'eau de sa dissolution alcoolique et l'autre de sa dissolution alcaline, par un acide étendu, présentent les phénomènes suivants :

Dans le premier cas, l'iode occupe un volume apparent, quatre ou cinq fois plus considérable que dans le second. Séparé du liquide, l'iode se présente, dans la première expérience, sous la forme d'une poudre brune très divisée, amorphe, s'évaporant promptement et se combinant avec une extrême facilité à l'albumine et à l'amidon. Dans la seconde expérience, l'iode est en poudre noire, très dense. Vu au microscope, il présente de petites lames rhomboïdales très régulières, il s'évapore lentement et s'unit difficilement à l'albumine et à l'amidon.

L'extrême division de l'iode amorphe favorise l'union du métalloïde avec les substances affinitaires, tandis que l'iode cristallisé résiste aux combinaisons.

On observe ici un phénomène semblable à ceux qui se produisent sous l'influence de certains dissolvants.

Lorsqu'on met l'iode en contact avec le mercure dans le sulfure de carbone, il y a combinaison directe ; et si le mercure et l'iode sont en proportion convenable, le produit est du biiodure de mercure.

Avec l'alcool comme dissolvant, on obtient le même produit, mais beaucoup plus lentement.

Dans l'eau, l'iode précipité de sa dissolution alcaline par un acide, ne donne qu'un mélange d'iode, de mercure, de proto et de biiodure de mercure.

L'étain mis en présence d'une même quantité d'iode précipité de sa dissolution alcoolique par l'eau, ou de sa combinaison alcaline par un acide étendu, est plus activement attaqué dans le premier cas que dans le second.

Un courant d'hydrogène, traversant de l'eau qui tient en suspension les mêmes quantités de ces deux formes d'iode, fait promptement disparaître la coloration dans la première et très lentement dans la seconde.

On voit que l'iode précipité de sa dissolution alcoolique par l'eau, se distingue par des caractères physiques et chimiques de l'iode que les acides précipitent de sa dissolution alcaline ; et des distinctions aussi remarquables sont observées lorsqu'on compare l'action de ces deux formes de l'iode avec celle qu'il offre à l'état naissant.

DE L'ÉTAT DE COMBINAISON.

L'influence de cette forme est tellement évidente que nous n'y insisterons pas.

Tout le monde reconnaît d'abord que le chlore, l'acide chlorhydrique et un chlorure alcalin constituent des médicaments différents, et il serait oiseux de démontrer qu'il existe une différence analogue entre l'iode, l'acide iodhydrique et un iodure alcalin, l'iodure de potassium par exemple.

Ces diverses considérations nous ont déterminé à établir expérimentalement quelle influence exerce, sur l'état moléculaire de l'iode et des principaux iodures, l'action de l'air, des acides étendus, des alcalis étendus, de l'amidon, de l'amidon et des acides étendus, de l'amidon et des alcalis étendus, de l'albumine, de l'albumine et des acides étendus, de l'albumine et des alcalis étendus.

La multiplicité des expériences établies pour démontrer les différences qui existent entre les diverses actions chimiques des préparations iodiques, eût rendu leur exposition isolée, obscure ou difficile à saisir d'un seul coup d'œil.

Nous avons dû, pour remédier à cet inconvénient, grouper en séries les préparations similaires, examiner simultanément leur action sur une même quantité de substances à divers degrés de dissolution et ordonner ces groupes eux-mêmes.

Le premier ordre contient :

1° Les préparations qui contiennent l'iode à l'état de liberté.

2° L'iode cristallisé, produit par la réaction de l'acide tartrique sur l'iode sodique. (Berzélius désignant sous la dénomination d'iode potassique le mélange d'iodure de potassium et d'iodate de potasse, qui résulte de la dissolution de l'iode dans la potasse, nous nommons iode sodique la dissolution de l'iode dans la soude et nous comprenons sous la dénomination de dissolution alcaline d'iode, les produits qui résultent des deux combinaisons précédentes.)

3° L'iode naissant sous l'action de l'acide tartrique après le mélange de la dissolution alcaline d'iode avec la substance affinitaire.

Ces deux dernières préparations sont examinées comparativement avec les préparations pharmaceutiques usuelles.

Le deuxième ordre contient :

Les iodures et les dissolutions potassique et sodique d'iode, afin d'examiner les différences qui existent entre ces dernières et les sels d'iode généralement employés en médecine.

Dans le troisième ordre, se trouve exposée l'influence des liquides de l'économie sur les combinaisons de l'iode avec l'albumine et l'amidon.

PREMIER ORDRE D'EXPÉRIENCES.

PRÉPARATIONS CONTENANT L'IODE LIBRE.

—

Nous avons étudié six préparations renfermant une égale quantité d'iode dans des conditions différentes, et chacune d'elles a été examinée à six degrés de dilution.

Pour faciliter l'observation, nous les avons disposées en groupes.

Le premier exposant l'action de l'albumine.

Le deuxième celle de l'amidon.

Le troisième celle du suc gastrique.

Chaque groupe est composé de trente-six expériences, formant six séries de six numéros.

Chaque série contenant une préparation, dont les numéros renferment des dissolutions plus ou moins étendues, montre à la fois la différence des réactions chimiques et l'influence que les dissolutions plus ou moins étendues exercent sur les réactions.

La première série contient l'iode dissous dans l'alcool.

Le n° 1 de cette série est titré au 20e d'iode, et pour faciliter les opérations, les volumes ont été substitués aux poids en procédant de la manière suivante :

La teinture d'iode est préparée avec un gramme d'iode et quantité suffisante d'alcool à 33° pour occuper le volume de 20 grammes d'eau ou 20 centimètres cubes.

Le n° 2 est préparé avec un volume du n° 1 et 2 volumes d'alcool à 33°.

Le n° 3 contient 1 vol. du n° 2 et 2 vol. d'alcool.
Le n° 4 — 1 — 3 et 2 —
Le n° 5 — 1 — 4 et 2 —
Le n° 6 — 1 — 5 et 2 —

La deuxième série renferme l'iode dissous dans l'alcool et précipité par l'eau.

Le n° 1 est semblable au n° 1 de la série précédente.
Le n° 2 est préparé avec 1 volume du n° 1 et 2 volumes d'eau distillée.
Le n° 3 est préparé avec 1 vol. du n° 2 et 2 vol. d'eau distillée.
Le n° 4 — 1 — 3 et 2 —
Le n° 5 — 1 — 4 et 2 —
Le n° 6 — 1 — 5 et 2 —

La troisième série renferme l'iode dissous dans l'eau à l'aide de l'iodure potassique.

Iode . . . . 1 ⎫
Iodure potassique . . . . . 2 ⎬ pour 20 c. c. de dissolution.
Eau distillée. . . . . . . Q. s. ⎭

Le n° 1 contient un volume de cette dissolution.

Le n° 2 est préparé avec un volume du n° 1 et deux volumes d'eau distillée.

Le n° 3 est préparé avec 1 vol. du n° 2 et 2 vol. d'eau distillée.
Le n° 4 — 1 — 3 et 2 —
Le n° 5 — 1 — 4 et 2 —
Le n° 6 — 1 — 5 et 2 —

La quatrième série reçoit de l'iode dissous dans l'eau à la faveur de l'acide iodhydrique.

Iode . . . . 1 ⎫
Acide iodhydrique . . . . . 3 ⎬ pour 20 c. c. de dissolution.
Eau distillée. . . . . . . Q. s. ⎭

Le n° 1 contient un volume de cette dissolution.

Le n° 3 est préparé avec 1 vol. du n° 1 et 2 vol. d'eau distillée.
— 3 — 1 — 2 et 2 —
— 4 — 1 — 3 et 2 —
— 5 — 1 — 4 et 2 —
— 6 — 1 — 5 et 2 —

La cinquième série renferme de l'iode cristallisé, obtenu par le mélange en volumes égaux des dissolutions suivantes :

1° Iodure de sodium. . . 0,98 ⎫ Pour 10 c. c. de dissolution qui con-
Iodate de soude. . . . 0,26 ⎬ tient un dixième d'iode et marque
Eau distillée. . . . . Q. s. ⎭ 12°-5 au pèse-sel.

2° Acide tartrique. . . . 1,25 } pour 10 c. c. de dissolution qui mar-
Eau distillée . . . . . Q. s. } que 12° 75.

Un centimètre cube de la première de ces dissolutions mélangé à un centimètre cube de la seconde, produit un décigramme d'iode.

Nous désignons la première formule sous la dénomination de solution iodique n° 1, et la deuxième sous celle de solution réactive n° 2.

Le n° 1 de la cinquième série contient un volume de chacune des dissolutions iodique et réactive.

Le n° 2 est préparé avec les dissolutions du n° 1, dont les volumes ont été préalablement triplés par l'addition de deux volumes d'eau distillée.

Le n° 3 est préparé avec les dissolutions du n° 2, auxquelles on ajoute deux volumes d'eau.

Les n°s 4, 5 et 6 sont composés en procédant de la même manière.

La sixième série représente l'iode naissant, produit par la réaction de la dissolution d'acide tartrique sur l'iode sodique au dixième d'iode, après le mélange préalable du corps affinitaire (amidon ou albumine) avec l'une des dissolutions.

Les séries dont nous venons d'indiquer la disposition se trouvent former la progression géométrique 1, 3, 9, 27, 81, 243 et contenir les quantités d'iode suivantes :

Le n° 1 . . . . 1/20
— 2 . . . . 1/60
— 3 . . . . 1/180
— 4 . . . . 1/540
— 5 . . . . 1/1620
— 6 . . . . 1/4860

De sorte qu'en ajoutant aux dissolutions qui le contiennent, des volumes égaux contenant en dissolution le corps avec lequel il doit s'unir, la proportion de l'iode sera diminuée de moitié et le mélange renfermera

Pour le n° 1 . . . . 1/40 d'iode.
— 2 . . . . 1/120
— 3 . . . . 1/360
— 4 . , ... 1/1080
— 5 . . . . 1/320
— 6 . . . . 1/9720

Pour faciliter la préparation des expériences et favoriser leur examen, nous les avons placées dans l'ordre de séries et de numéros que nous venons d'indiquer, au moyen de plaques de liége disposées convenablement pour recevoir les tubes à expériences, de sorte que chaque groupe permet de comparer à la fois l'influence d'une certaine substance sur les six préparations d'iode et à six degrés différents.

Nous relatons celles qui concernent l'amidon, l'albumine et le suc gastrique.

Les dissolutions d'amidon et d'albumine ont été préparées au 20e.

Amidon ou albumine d'œuf. . . . . . 1 gramme } Pour 20 c. c. d'eau
Eau distillée . . . . Q. s. } distillée.

Les nos 1 des six séries reçoivent de la dissolution au 20e

2	—	—	—	—	40e
3	—	—	—	—	80e
4	—	—	—	—	160e
5	—	—	—	—	320e
6	—	—	—	—	640e

La dissolution au 40" s'obtient en ajoutant à un volume de dissolution au 20" un égal volume d'eau distillée. On procède de la même manière pour les préparations au 80e, 160e, etc...

Et si on ajoute à un volume de dissolution contenant l'iode un volume égal de dissolution contenant l'amidon ou l'albumine, le mélange contiendra :

Pour le no 1 1/40 d'iode et 1/40 d'amidon ou d'albumine.
— 2 1/120 — 1/180 —
— 3 1/360 — 1/160 —
— 4 1/1080 — 1/320 —
— 5 1/3240 — 1/640 —
— 6 1/9720 — 1/1280 —

La quantité d'amidon ou d'albumine se trouve dans la progression arithmétique : 1, 2, 4, 8, 16, 32.

Le suc gastrique, expérimenté dans le troisième groupe, a été recueilli chez l'homme ; il provenait de vomissements survenus une demi-heure après le repas. Les matières du vomissement ont été filtrées après douze heures et employées avant le troisième jour. Le suc gastrique présentait une légère coloration jaune, il rougissait le papier de tournesol ; après quinze jours, il s'y était produit une fermentation alcoolique.

Les nos 1 de chaque série ont reçu un volume de suc gastrique égal à celui de la dissolution d'iode au 20e.

Les nos 2 ont reçu 2 vol. de suc gastrique ⎫ Le volume des dissolu-
— 3 — 3 — — ⎪ tions de l'iode étant 1
— 4 — 4 — — ⎬ et au 20e pour chacune
— 5 — 5 — — ⎪ des six séries contenant
— 6 — 6 — — ⎭ l'iode libre.

En résumé :

La disposition qui précède a été établie de manière à favoriser la promptitude des opérations et à rendre les comparaisons faciles, les quantités d'iode, d'amidon, d'albumine ou de suc gastrique s'y trouvent en même temps en excès et en proportion insuffisante.

Les différentes séries formées de préparations qui contiennent une même quantité d'iode, sont mises en présence d'égales quantités d'une même substance, et rendent très sensibles les différences chimiques déterminées par la nature des corps qui favorisent la dissolution de l'iode, ainsi que celles qui résultent de l'état physique ou chimique sous lequel il existe ou sous lequel il se produira.

Nous avons voulu arriver à cette conclusion que : les réactions chimiques n'étant pas les mêmes, il est au moins présumable que les effets thérapeutiques sont différents et que, si la pratique médicale a constaté des différences thérapeutiques dans l'administration des diverses préparations de l'iode, en même temps que l'expérimentation chimique révèle la diversité de l'action matérielle, il est nécessaire d'adopter une forme unique ; et l'état naissant, par l'identité et l'énergie de ses réactions, nous semble devoir mériter la préférence.

DIFFÉRENCES OBSERVÉES

ENTRE LES DIVERSES PRÉPARATIONS IODÉES AU CONTACT DE L'AMIDON

(Premier Groupe.)

L'iode s'unit à l'amidon dès que ces deux substances sont en contact.

Il y a formation d'iodure d'amidon insoluble dans l'alcool et dans l'eau (1re et 2e séries); mais la combinaison formée dans l'alcool est plus dense que celle qui est produite dans l'eau.

L'iode dissous à l'aide de l'iodure potassique, forme de l'iodure d'amidon insoluble (3e série).

L'iodure d'amidon insoluble forme avec les alcalis des sels doubles solubles.

L'iode dissous à la faveur de l'acide iodhydrique produit de l'iodure d'amidon insoluble, mais l'acide iodhydrique exerce sur l'amidon une action catalytique que la chaleur favorise, et l'iodure d'amidon insoluble devient soluble en passant à un état isomérique intermédiaire entre l'iodure d'amidon insoluble et l'iodure de dextrine soluble (4e série).

L'iode cristallisé offre par sa forme une grande résistance à sa combinaison avec l'amidon, lors même que l'iode est en quantité insuffisante pour neutraliser l'amidon.

L'iode cristallisé obtenu par le mélange des solutions iodogènes, présente la forme cristalline de l'iode obtenu par la sublimation (5ᵉ série).

L'iode naissant, produit dans les conditions que nous avons indiquées, donne instantanément de l'iodure d'amidon très-homogène, volumineux et uniforme. La quantité d'iode uni à l'amidon s'y trouve combinée en plus grande quantité que lorsqu'on emploie la teinture d'iode (6ᵉ série).

Des quantités d'amidon dans la proportion de 1, 2, 3, 4, 5, 6, 7, 8, 9, 10, ont été placées au contact d'une dissolution alcaline d'iode et de teinture d'iode contenant chacune une partie du métalloïde, l'iode en excès a été reconnu dans les six premières expériences avec l'iode sodique ; et dans les neuf premières avec la teinture d'iode.

L'iode alcalin favorise la dissolution de l'amidon, et une élévation de température augmente cette influence, tandis que l'alcool opère un effet contraire.

———

DIFFÉRENCES OBSERVÉES

ENTRE LES PRÉPARATIONS IODÉES EN PRÉSENCE DE L'ALBUMINE

(Deuxième Groupe.)

—

Il existe une grande analogie entre les combinaisons iodées d'amidon et d'albumine. L'iode forme avec l'albumine de l'iodure d'albumine insoluble. L'alcool coagule l'albumine, et l'iodure qui se forme n'est pas homogène (1ʳᵉ série).

L'iodure d'albumine subit au contact de l'air humide ou de l'eau la fermentation putride (2ᵉ série).

Les alcalis forment avec l'iodure d'albumine insoluble des sels double solubles (3ᵉ série).

L'acide iodhydrique coagule l'albumine (4ᵉ série).

L'iode cristallisé en raison de sa forme s'unit lentement à l'albumine (5ᵉ série).

L'iode naissant détermine la formation d'un iodure d'albumine homogène et volumineux, contenant une plus grande
quantité d'iode que celui qui est obtenu avec la teinture d'iode.

Des expériences analogues à celles que nous avons indiquées
pour l'amidon, ont donné des résultats semblables, ce qui nous
dispense de les répéter. On doit observer toutefois que l'acide
agissant sur la dissolution alcaline, ne coagule pas l'albumine,
(l'acide tartrique par exemple) et que si l'on fait intervenir la
chaleur, on ne doit pas dépasser 70 degrés centigrades.

DIFFÉRENCES OBSERVÉES

ENTRE LES PRÉPARATIONS IODÉES SOUS L'INFLUENCE DU SUC GASTRIQUE ET DE LA BILE.

(Troisième Groupe.)

L'albumine que contient le suc gastrique et la bile s'unit
instantanément à l'iode libre amorphe ou dissous, imparfaite-
ment et lentement avec l'iode cristallisé.

Le suc gastrique forme avec la dissolution alcaline d'iode et
surtout avec le mélange iodique ($5\,Na\,I + Na\,O.\,I\,O^5$) un
iodure d'albumine insoluble avec excès de suc gastrique et soluble avec addition d'alcali.

Le suc gastrique peut servir de réactif pour l'administration
de l'iode, au moyen du sel iodique, tandis que le mucus stomacal est sans action sur ce sel. La bile ne sépare pas l'iode de
sa combinaison alcaline; au contraire, il se produit un composé
soluble entre l'iode et les alcalis de la bile dont on peut ensuite
séparer l'iode au moyen d'un acide.

La présence de l'alcool, de l'iode potassique et de l'acide
iodhydrique exercent sur le suc gastrique et la bile des manifestations semblables à celles qui ont été indiquées pour l'albumine.

Ces combinaisons de l'albumine avec l'iode, le mélange d'iodure et d'iodate ou un iodure présentent un très-grand intérêt

thérapeutique, puisque le suc gastrique, ou un acide ingéré accidentellement changent radicalement la nature du médicament.

DEUXIÈME ORDRE D'EXPÉRIENCES.

—

Le deuxième ordre d'expériences expose les altérations des iodures.

1° Sous l'influence des acides.

2°   —   —   et de l'albumine.

3°   —   —   et de l'amidon.

Les expériences ont été disposées en trois groupes de six séries dont :

La 1re contient de l'iodure de potassium ;

La 2e   —   de l'iode potassique ;

La 3e   —   de l'iodure de sodium ;

La 4e   —   de l'iode sodique ;

La 5e   —   de l'iodure d'ammonium ;

La 6e   —   de l'iodure de fer.

Les dissolutions iodurées ont été ramenées à l'unité d'iode contenu dans le sel, abstraction faite du radical.

L'iodure de potassium dans la proportion de   1.31

—   de sodium   —   1.18

—   d'ammonium   —   1.14

—   de fer   —   1.21

pour 1 d'iode.

Pour l'iode potassique ou sodique, une partie d'iode et quantité suffisante de potasse ou de soude pure pour saturer.

Toutes les dissolutions contiennent un gramme d'iode à l'état de combinaison sous un volume de 10 c. c. ou de dix grammes d'eau distillée, abstraction faite du volume de l'iode, du métal, de l'oxigène, de manière qu'en ajoutant à ces dissolutions un volume égal d'une dissolution acide, le mélange est au 20e d'iode.

L'acide lactique a été employé pour indiquer l'action des acides, et sa dissolution a été établie de la manière suivante :

Acide lactique. 1   } pour un vol. de 10 c. c.
Eau distillée. . . . . . . Q. s. }

Les six séries des trois groupes qui servent à l'examen des iodures ont reçu la même disposition que celle qui a servi à l'étude des préparations contenant l'iode libre, et les six séries ont été formées en ajoutant aux dissolutions portant les numéros 1. 2. 3. 4. 5. 6, des quantités d'eau distillée variant suivant une progression géométrique dont la raison serait 3. De sorte que les quantités d'iode et d'acide sont pour le

No 1 . . . . 1/20
2 . . . . 1/60
3 . . . . 1/180
4 . . . . 1/540
5 . . . . 1/1620
6 . . . . 1/4860

Telle est la disposition du premier groupe exprimant l'action des acides sur les sels d'iode.

Dans le deuxième, exposant cette action en présence de l'albumine et, dans le troisième, en présence de l'amidon, il est ajouté à chaque numéro un volume d'une dissolution d'albumine ou d'amidon égal à celui des dissolutions de sel iodique et d'acide, et alors la proportion d'iode combiné et d'acide est dans le

No 1 égale à 1/40
2 — 1/120
3 — 1/360
4 — 1/1080
5 — 1/3240
6 — 1/9720

Les dissolutions d'albumine et d'amidon sont préparées comme celles qui ont été indiquées précédemment pour l'examen des préparations contenant l'iode libre, et employées dans les mêmes proportions.

Le choix de l'acide lactique a été déterminé par sa fréquence dans le suc gastrique.

Les acides acétique, butirique, chlorhydrique, oxalique, tartrique, citrique, le biphosphate de chaux ont tour à tour été employés dans les mêmes proportions et les résultats ont été semblables à ceux qui ont été obtenus avec l'acide lactique.

DIFFÉRENCES OBSERVÉES

ENTRE LES PRÉPARATIONS IODURÉES SOUS L'INFLUENCE DES ACIDES, DES ACIDES ET DE L'ALBUMINE, OU DE L'AMIDON.

Les combinaisons solubles d'iode et d'un radical, soumises au contact d'une dissolution acide, présentent un phénomène commun à la plupart des sels. Dans cette circonstance, l'acide s'unit à une partie du radical oxydé ; de l'acide iodhydrique se trouve mis en liberté, et la dissolution renferme de l'iodure, de l'acide iodhydrique, de l'acide ajouté et un sel formé d'une partie de cet acide et du radical uni à l'iode.

La plus petite quantité d'iodate alcalin mêlé à un iodure alcalin traité par un acide, donne lieu à la formation d'iode, et lorsque les quantités d'iodure et d'iodate se trouvent dans les proportions convenables, tout l'iode est séparé.

Les mélanges de chlorure et chlorate, de bromure et bromate alcalins opérés dans les mêmes conditions et traités par un acide, mettent en liberté le chlore et le brome, comme celui d'iodure et d'iodate alcalin donne naissance à l'iode.

Nous avons indiqué l'action du suc gastrique sur la dissolution alcaline d'iode, et il est facile de comprendre que les iodures alcalins utilisés en médecine, et dont la fabrication repose sur la transformation de l'iodate en iodure par le charbon, à l'aide de la chaleur, doivent très fréquemment contenir de l'iodate et produire des effets thérapeutiques que le praticien est dans l'impossibilité de déterminer avec exactitude.

Les boissons acidulées, dont l'usage est si général, étant prises à jeun avec une dissolution iodurée contenant de l'iodate, il résulte, selon les doses, une certaine quantité d'iode libre, le métalloïde se sépare dans les conditions de l'état naissant, et, par conséquent, doué d'une grande énergie chimique.

Les iodures alcalins, en présence de l'amidon, favorisent la dissolution de cette substance. Le mélange subit des altérations au contact de l'air. L'ozone répandu dans l'atmosphère, oxydant le métal, met en liberté de l'iode qui s'unit à l'amidon.

C'est sur cette séparation de l'iode par l'ozone qu'on a établi les procédés ozonométriques ; et ce que nous avons dit de la présence d'un iodate dans l'iodure de potassium généralement employé, aussi bien qu'un excès d'alcali, explique suffisamment que les procédés vulgaires sont très défectueux.

L'expérimentation, faite avec deux iodures différents, donne des résultats différents. Les papiers iodurés et amidonnés constatent la présence de l'ozone ; mais les indications qu'ils donnent sont dépourvues de toute exactitude ; et, conséquemment, doivent être considérées comme non avenues toutes les expériences ozonométriques dans lesquelles l'examen de l'iodure de potassium n'a pas été fait à ce point de vue.

Nous avons, à ce sujet, fait de nombreuses expériences

comparatives avec les iodures de potassium, de sodium, d'ammonium, de fer, les iodes potassique et sodique. Les trois derniers ont toujours donné des indications régulières avec des produits différents, tandis que les trois premiers, avec des produits de diverses fabriques, ont constamment fourni des indications dissemblables.

Les iodes potassique et sodique, et surtout ce dernier, en raison sans doute d'une plus grande facilité de décomposition, signalent la présence de l'ozone avec une promptitude remarquable, et nous pensons que les indications irrégulières fournies par l'ozonométrie ont abusé les expérimentateurs sur le plus ou moins d'ozone contenu dans l'air, et qu'on doit pour le moins chercher d'autres moyens de démonstration plus exacts que ceux qu'on a employés jusqu'ici.

Les acides agissent sur un mélange d'iodure et d'amidon, comme l'ozone; l'acide iodhydrique mis en liberté est extrêmement altérable, puisqu'on ne peut le conserver incolore qu'en le mettant en contact avec un corps pour lequel l'iode a beaucoup d'affinité, le mercure, par exemple; et la partie du métalloïde qui s'en sépare incessamment à l'air, forme, avec l'amidon, de l'iodure d'amidon.

Le contact de l'amidon, dont l'affinité pour l'iode est considérable, favorise également la décomposition de l'acide iodhydrique.

Ce que nous avons dit de l'action des acides sur la dissolution alcaline d'iode explique suffisamment que l'iode s'unit instantanément à l'amidon lorsqu'on met en présence de l'iode potassique ou sodique, un acide et de l'amidon, tandis que la réaction s'opère lentement lorsque la dissolution alcaline d'iode est remplacée par un iodure alcalin.

Les combinaisons des iodures avec l'albumine présentent les mêmes phénomènes apparents que ceux qui viennent d'être indiqués pour l'amidon; mais si la combinaison de l'amidon avec un iodure alcalin est peu probable (et cependant on voit l'amidon se dissoudre dans une certaine proportion à la faveur d'un iodure alcalin), il en est tout autrement de celle de l'albumine avec les mêmes sels, dont l'administration thérapeutique est usuelle.

Les chimistes ont signalé le fait depuis longtemps, et on trouve dans le *Traité de chimie* de Berzélius, publié il y a vingt ans, les indications suivantes :

« L'albumine se combine avec les acides et les bases. La plu-
» part des acides étendus déterminent sa coagulation. Les al-

» calis étendus favorisent sa dissolution, et une partie au moins
» de l'alcali paraît se trouver à l'état d'albuminate (1), même
» quand une autre partie est à l'état de carbonate.

» Plusieurs oxydes métalliques, récemment précipités et en-
» core humides se dissolvent lorsqu'on les mêle avec du sérum
» du sang ou avec du blanc d'œuf; et comme dans ces dissolu-
» tions l'albumine se trouve déjà unie à un alcali, on ne peut
» considérer ces combinaisons solubles que comme des sels ba-
» siques doubles, analogues aux sels métalliques solubles qui se
» forment quand des combinaisons de sucre avec des alcalis ou
» des terres alcalines dissolvent ces oxydes métalliques dans les
» mêmes circonstances.

» Plusieurs substances organiques, par exemple, les acides
» tanniques et la créosote précipitent l'albumine des liqueurs
» qui la contiennent, etc.

» L'albumine forme avec les sels des combinaisons remar-
» quables, où l'abumine s'unit à la base et à l'acide du sel, etc. »

De même que l'eau, l'alcool et une grande quantité de substances inorganiques, on voit l'albumine jouer à la fois le rôle
d'acide et de base. Cette manifestation est fréquente, puisque la
goutte d'eau salée forme sur le cuivre du chlorure de cuivre et
du cuprate de soude. Dans des conditions semblables, mais à
une température élevée, l'azotate de potasse et l'étain produisent
de l'azotate d'étain, et du stannate de potasse, etc.

Une expérience directe confirme ce dédoublement de l'albumine.

Si on traite le mélange d'albumine et d'un iodure alcalin par
l'acide chlorhydrique, il se sépare de l'albumine, qui se dépose
en un coagulum très-dense. La liqueur filtrée contient de l'albumine en dissolution dans l'acide chlorhydrique à la faveur de
l'iode ou en combinaison avec lui, car l'albumine est mise en évidence par l'acide sulfurique qui détruit la combinaison et met en
liberté l'iode et l'albumine, qui s'unissent et forment de l'iodure
d'albumine insoluble.

Il résulte de ce qui précède que les iodures alcalins forment,
avec l'albumine, de l'albuminate alcalin et de l'iodure d'albumine : la solubilité du second n'est due qu'à la présence du pre-

(1) Nom provisoire donné par les chimistes à la combinaison de l'albumine
avec un alcali, sans trancher la question de savoir si la combinaison est réellement un albuminate.

mier, et le mélange des produits est assez stable pour résister à l'action d'un acide énergique, l'acide chlorhydrique.

Sans rechercher l'influence que cette transformation de l'iodure alcalin peut exercer sur son action thérapeutique, nous avons cru devoir la mentionner et laisser à la pratique médicale le soin d'en tirer les conséquences.

ACTION

DES LIQUIDES DE L'ÉCONOMIE SUR LES IODURES D'AMIDON ET D'ALBUMINE

(Troisième Ordre d'Expériences.)

—

Il résulte des expériences qui précèdent que les préparations iodiques usuelles, introduites dans l'estomac à l'état de plénitude ou de vacuité forment invariablement : 1° de l'iodure d'amidon ou d'albumine insoluble; 2° de l'iodure d'albumine et de l'albuminate alcalin.

Les autres productions ne peuvent être qu'accidentelles.

L'examen des iodures en présence de l'albumine et des acides, développé précédemment, indique d'une manière suffisante ce qui arrive dans l'ingestion des sels d'iode au contact du suc gastrique et du mucus stomacal.

Dans les deux groupes de ce troisième ordre expérimental nous allons examiner.

Dans le 1er l'iodure d'amidon ;
Dans le 2e l'iodure d'albumine.

Au contact 1° de la salive. . . . . 1re série ;
— 2° du suc gastrique. . . . . 2e série ;
— 3° de la bile. . . . . 3e série ;
— 4° de l'urine. . . . . 4e série ;
— 5° d'une dissolution d'urée à 1/25. 5e série ;
— 6° d'une dissolut. de soude à 1/100. 6e série.

L'iodure d'amidon qui a servi aux expériences a été préparé dans les conditions suivantes :

Solution iodique à 12° 5 . . . . 10 c. c.

Eau distillée . . . . 90 c. c.

Amidon du commerce pulvérisé . . . . . 7 grammes.

Faire bouillir cinq minutes et, après refroidissement, ajouter par petites fractions et en agitant chaque fois :

Solution réactive à 12° 75. . . . . 10 c. c.

Le produit doit être lavé à plusieurs reprises avec l'eau distillée pour en séparer le bi-tartrate de soude.

L'iodure d'albumine a été préparé de la même manière, à la température ordinaire.

Solution iodique à 12° 5. . · . . . . 10 c. c.

Eau distillée. . . . . 90 c. c.

Albumine d'œuf desséchée, pulvérisée. . . 7 grammes.

Après la dissolution de l'albumine, on ajoute :

Solution réactive à 12° 75 . . . . 10 c. c.

Le produit obtenu est lavé plusieurs fois avec l'eau distillée. Les iodudures d'amidon et d'albumine ainsi préparés sont ajoutés à une quantité suffisante d'eau pour que le volume de chacun d'eux soit de 100 c. c.

Les trente-six tubes à expériences composant le premier groupe reçoivent un volume du mélange contenant l'iodure d'amidon.

Dans le deuxième groupe, l'iodure d'albumine remplace l'iodure d'amidon.

Les séries contiennent ainsi une quantité uniforme d'iodure d'amidon ou d'albumine sur laquelle on fait agir des quantités différentes d'une même substance.

Dans les nᵒˢ 1 on ajoute 1 volume égal de liquide organique.

—	2	—	2	—	
—	3	—	3	—	
—	4	—.	4	—	
—	5	—	5	—	
—	6	—	6	—	

Nous indiquerons seulement les résultats généraux, attendu que les variations observées proviennent de la pureté ou des altérations des substances employées ou de leur quantité.

La salive décolore l'iodure d'amidon, qui est rapidement transformé en dextrine et en glucose.

Les alcalis de la salive rendent l'iodure d'amidon soluble et le décolorent. Un acide fort reproduit de l'iodure d'amidon insoluble, de l'iodure de dextrine ou de l'iode, suivant que la transformation de l'amidon est peu avancée ou complète.

La salive décompose l'iodure d'albumine en s'emparant de l'iode par ses alcalis ; un acide fait reparaître l'iodure d'albumine dans le mélange.

Le suc gastrique n'altère pas l'iodure d'amidon, si ce n'est après un long temps, encore peut-on attribuer l'altération observée à la salive qu'il renferme.

Le suc gastrique dissout à la longue l'iodure d'albumine, dont l'iode reparaît ensuite lorsqu'on traite le mélange par l'eau chlorée.

Les acides ne produisent le même effet que très-lentement.

La bile décolore l'iodure d'amidon ; les alcalis qu'elle contient s'unissent à l'iode qui est ensuite séparé par les acides.

Quant à l'amidon, il est à la longue tranformé en dextrine et en glucose.

La bile agit sur l'iodure d'albumine comme sur l'iodure d'amidon, mais l'albumine reste sans altération.

L'urine décolore et dissout l'iodure d'amidon. Elle transforme rapidement l'amidon en dextrine et en glucose. L'iode se retrouve ensuite à l'état d'iodure double d'albumine et d'alcali.

Lorsqu'au moyen de réactifs (bioxyde de barium et acide azotique), on fait reparaître l'iode aussitôt après la dissolution de l'iodure d'amidon dans l'urine, il se forme de l'iodure d'amidon insoluble ; un peu plus tard on obtient seulement de l'iodure de dextrine ; et, enfin, lorsque la dextrine est transformée en glucose, on obtient de l'iodure d'albumine.

L'urine décolore l'iodure d'albumine et laisse déposer une partie de celle-ci.

L'urée n'a d'autre action sur les iodures d'amidon et d'albumine que celle qu'elle exerce sur l'amidon et sur l'albumine.

La soude s'unit à l'iode des iodures d'amidon et d'albumine et forme un mélange d'iodure et d'iodate alcalin analogue à la dissolution alcaline d'iode préparée de toutes pièces.

L'amidon et l'albumine sont en dissolution dans le liquide alcalin et s'unissent de nouveau à l'iode sous l'influence des acides.

Le contact d'une liqueur alcaline rend soluble l'amidon et l'albumine des iodures d'amidon et d'albumine, et lorsqu'on y ajoute de l'iode, il se forme, selon les quantités de substances en présence :

1° Un mélange d'iodure et d'iodate alcalin, qui est incolore lorsque l'alcali est en excès ;

2° Le produit est coloré et soluble lorsque les substances sont en proportions convenables pour former un iodure double basique d'albumine ou d'amidon et d'alcali.

3° Les produits sont colorés et insolubles avec excès d'iode. Les réactions sont accélérées par une élévation de température.

En résumé, les iodures d'amidon et d'albumine insolubles éprouvent, au contact des liquides de l'économie, des altérations qui dépendent absolument des principes minéralisateurs que ceux-ci renferment (l'acidité du suc gastrique, l'alcalinité de la salive, de la bile, de l'urine, l'action des ferments).

Les réactions chimiques sont exactement semblables en apparence ; et, si l'on ne peut en inférer que les choses se passent de la même manière dans la nature vivante et dans la nature morte, on ne peut douter que la sécrétion organique, agissant au moment où elle est séparée de l'organe de production, ne soit bien près d'agir comme elle le fait pendant la vie, ces sécrétions étant elles-mêmes placées dans des réservoirs indépendants.

ACTION PHYSIOLOGIQUE DE L'IODE.

—

L'action physiologique de l'iode réclame-t-elle nécessairement son absorption ?

Nous avons vu que l'iodure d'albumine insoluble devient soluble sous l'influence des alcalis et au contact du suc gastrique, qui dissout l'albumine coagulée après un certain espace de temps.

L'iodure d'amidon est également soluble à la forme des alcalis.

Les iodures alcalins sont transformés au contact de l'albumine en iodure d'albumine soluble et en albuminate alcalin.

Il est évident que l'absorption de l'iode ne peut avoir lieu que dans ses combinaisons avec l'albumine et l'amidon, rendues solubles par les alcalis ou les albuminates alcalins des sucs biliaires et pancréatiques.

On a vu également les transformations de l'amidon sous l'influence des liquides de l'économie. Le sérum du sang agit comme la bile et l'urine, de sorte qu'au fur et à mesure que s'opère la transformation de l'amidon en dextrine et en glucose, de l'iode s'en sépare et s'unit à l'albumine en présence.

Ces phénomènes ne peuvent avoir lieu que dans un milieu alcalin (intestin, sang, etc.), et tout l'iode absorbé doit arriver un peu plus tôt ou un peu plus tard, à l'état d'iodure d'albumine soluble à la faveur d'un alcali ou plutôt d'un albuminate alcalin.

On pourrait donc croire que l'albumine unie à l'iode se fixe en même temps que l'iode, devenu libre, se trouve en présence de substances albuminoïdes avec lesquelles il reproduit de l'iodure d'albumine, que le milieu alcalin maintient en dissolution ; la reproduction incessante du phénomène jusqu'à élimination complète de l'iode est spécieuse, et cette manière d'expliquer l'action de l'iode nous avait séduit ; elle s'accorde, d'ailleurs, avec l'opinion générale, qui attribue aux efforts de l'organisme pour chasser le sel d'iode, l'influence salutaire que l'on voit accompagner ou suivre l'administration de ce médicament.

Mais lorsqu'on examine que ce qui se passe pour les sels d'iode a également lieu pour un grand nombre de sels et que les exceptions reçoivent des explications satisfaisantes, on ne peut attribuer exclusivement à de semblables transformations successives ou à une tendance de l'économie à se débarrasser du corps étranger, les propriétés thérapeutiques de l'iode ou de ses sels.

Par une série d'expériences que nous allons rapporter, on remarquera que leur absorption est loin d'être aussi absolue qu'on le suppose généralement.

Certaines circonstances la favorisent ou s'y opposent ; ainsi un tube fermé par un lambeau de muqueuse stomacale, et rempli de teinture d'iode ne laisse passer aucune trace d'iode dans l'eau distillée d'un vase où il est plongé.

Dans les mêmes conditions, la dissolution d'iodure potassique saturée d'iode, permet, après plusieurs heures, de reconnaître des traces d'iode à l'état de combinaison, traversant le diaphragme; (la moyenne de cinq expériences a été de trois heures).

Les dissolutions des iodures alcalins pénètrent plus rapidement le diaphragme; cependant la durée constatée expérimentalement pour une moyenne de cinq expériences faites avec des lambeaux de muqueuse choisis dans diverses parties de l'estomac, a été de deux heures quarante-cinq minutes.

Dans une autre série d'expériences comparatives entre la teinture d'iode et les solutions iodogènes, il a été fait à la partie interne de la cuisse, sur une surface d'un décimètre carré, cinq applications successives, à vingt-quatre heures d'intervalle, d'une même quantité d'iode.

Avec la teinture d'iode, on pouvait difficilement constater, dans les urines, des traces de ce corps entre une et trois heures; avec les solutions iodogènes, on les trouvait plus facilement et une demi-heure après l'application.

Nous citerons trois expériences relatives à l'administration interne des iodures.

Dans la première, il a été administré le matin à jeun, et douze heures après le dernier repas, 1 gramme d'iodure de potassium dissous dans 100 grammes d'eau distillée. Il est survenu une première selle deux heures après et une deuxième une heure plus tard. Les urines, analysées pendant les douze heures qui ont suivi l'administration du médicament, n'ont donné aucune trace d'iode, tandis que les déjections en contenaient abondamment.

Dans la deuxième expérience, avec 50 centigrammes d'iodure de potassium, les urines contenaient des quantités notables d'iode et les déjections provenant d'une selle provoquée six heures après (au moyen d'un lavement d'eau tiède) signalaient la présence de l'iode.

Dans la troisième expérience, avec 25 centigrammes d'iodure de potassium, les urines ont indiqué l'iode deux heures après l'ingestion; et une selle survenue vingt heures après l'administration du médicament permettait de reconnaître la présence de l'iode dans les déjections.

Dans quelle combinaison l'iode contenu dans les matières stercorales se trouvait-il? Nous ne saurions le préciser; mais nous avons constamment remarqué que l'addition d'une faible quantité d'alcali favorisait la dissolution du composé iodique et

qu'alors la réaction accusait une plus grande proportion d'iode.
(Nous avons employé comme réactif le bioxyde de barium et
l'acide azotique en présence de l'amidon, les plus faibles proportions d'iode sont indiquées).

Lorsqu'on examine la tendance de l'organisme à expulser les
sels d'iode, on voit qu'elle n'est pas seulement particulière aux
iodures, mais qu'elle est générale pour toutes les substances
étrangères accidentellement introduites dans l'économie.

Il en est de même pour le chlorure de sodium. Nous avons
expérimenté le mélange de chlorure de sodium et d'iodure de
sodium pris comme condiment avec l'alimentation. L'analyse des
sécrétions et des excrétions indiquait l'élimination de quantités
proportionnelles.

Les iodures alcalins exercent-ils une action mécanique sur le
tube intestinal ?

Dans l'une des expériences que nous avons rapportées, il est
survenu un trouble gastrique à la suite de l'ingestion du sel
iodique. On voit assez généralement cet effet accompagner l'administration à dose élevée de l'iodure de potassium, et nous
avons vu quelquefois le même effet suivre l'ingestion de 3 à
4 centigrammes d'iode sodique ou d'iode précipité.

Le chlorure de sodium à dose élevée n'est-il pas un purgatif
énergique aussi bien que les sulfates de potasse, de soude ou de
magnésie ?

La dérivation intestinale, provoquée par les sels d'iode et longtemps continuée, serait-elle une des causes de leur influence thérapeutique ?

Quoi qu'il en soit, de l'altérabilité des préparations iodiques
usuelles, de l'incertitude qui accompagne leur administration,
des transformations qu'elles éprouvent dans l'économie, l'iode
est placé aujourd'hui au premier rang des substances précieuses
pour le médecin. L'excitation qu'il produit est plus salutaire
que celle du chlore, dont l'un des sels, le chlorure de sodium,
contribuant à maintenir la santé, est moins puissant pour la ré-
tablir que l'iode et les iodures.

IODE NAISSANT.

L'étude des composés chimiques nous les montre soumis à des causes nombreuses d'altération.

Ainsi, les sels de protoxyde en général, qui peuvent former une combinaison plus oxygénée, subissent, avec le temps, cette transformation.

Quant aux sels haloïdes (chlorures, bromures, iodures, cyanures), ils ont une grande propension à former des sels basiques et des sels contenant une plus grande quantité du métalloïde ; quelques-uns passent à un état isomérique différent, d'autres subissent toutes les altérations des matières organiques.

Ces altérations constituent, pour la thérapeutique, des inconvénients extrêmement graves, puisqu'ils n'autorisent pas une confiance absolue de la part de l'homme de l'art dans la production d'effets identiques.

Une autre cause découlant tout naturellement de l'histoire chimique de l'iode, ajoute son influence pour augmenter le nombre des variations que les sels d'iode peuvent subir.

L'iode ne décompose pas l'eau, mais il s'oxyde aux dépens de l'air, ou bien il s'évapore. L'eau peut tenir en suspension une plus grande quantité d'iode qu'elle n'en dissout. Dans les vases fermés, la coloration de l'eau iodée n'est pas altérée et la décoloration qu'on remarque à la couche supérieure des liquides est due à l'évaporation et à la formation d'acide iodique qui est décomposé en iode par une addition d'acide iodhydrique, tandis que l'acide iodique ne produit rien.

L'iode s'unit aux métaux et forme des iodures, tandis qu'avec les alcalis et les carbonates alcalins, il donne lieu à la formation d'un mélange d'iodure et d'iodate alcalin, et transforme les sous-carbonates et les carbonates en bicarbonates.

Avec les oxydes terreux, il produit des composés variables, analogues à ceux que le chlore forme avec la chaux ou la magnésie, avec cette différence que l'acide hyperchloreux est remplacé par l'iode libre ou par l'acide hypoiodique.

Le composé rose-brun d'iode et d'hydrate de chaux préparé à la température ordinaire, contient de l'iodure, de l'iodate, de l'hypoiodate et de l'iode interposé.

L'iode libre se révèle par l'odeur caractéristique qu'il répand.

Le mélange d'iodate et d'iodure est indiqué par un acide faible qui met l'iode en liberté.

Lorsqu'on verse par gouttes de l'acide sulfurique étendu sur les composés d'iode et d'hydrate de chaux, il se produit des vapeurs piquantes d'acide hypoiodique très altérable par la chaleur.

La combinaison brune d'iode et d'hydrate de magnésie se décompose au contact de l'eau en iodate et iodure.

L'iode paraît libre dans le mélange. Cette disposition semblerait confirmer l'opinion que le chlore, le brome et l'iode sont maintenus en présence des bases terreuses sous une influence catalytique analogue à celle qui retient certains gaz au contact du carbone, du platine, etc.

La différence qui existe entre un mélange d'iodate et d'iodure alcalin et un iodure alcalin, est très considérable dans l'emploi médical des sels d'iode. Le premier met l'iode en liberté sous l'influence des acides faibles, tandis que le second ne donne que de l'acide iodhydrique.

La différence de l'action thérapeutique et pathogénésique de ces produits a, du reste, été constatée depuis longtemps puisque parmi les adultérations de l'iodure de potassium on a rangé l'iodate de potasse, dont la présence dans ce cas a été qualifiée de substance irritante. Il est aujourd'hui constant qu'il n'en est rien lorsque l'iodate est utilisé isolément.

On comprend, en effet, qu'avec les doses élevées qui sont employées pour l'administration de l'iodure de potassium, une très-minime quantité d'iodate modifie singulièrement le résultat par la production d'iode libre à laquelle il donne lieu.

Or, les iodures alcalins contiennent fréquemment des iodates; d'ailleurs les iodures exposés à l'air s'altèrent rapidement.

L'ozone répandu dans l'atmosphère sépare l'iode et oxyde le potassium, et il se forme ainsi entre l'iode et l'oxyde ou le carbonate alcalin, un mélange d'iodure et d'iodate que les acides faibles décomposent, ou un suriodure agissant comme l'iode dissout à l'aide d'un iodure alcalin.

Il est donc fort difficile de compter sur un produit dont l'action peut varier sous des influences si diverses et par conséquent changer radicalement ses effets.

Cependant, malgré les inconvénients qui viennent d'être signalés et que la pratique constate tous les jours, l'iode est devenu le spécifique, pour nous servir de l'expression consacrée, des maladies les plus graves et les plus meurtrières.

En vue de remédier aux inconvénients et d'accroître les bienfaits que ce précieux agent produit sur l'organisme, nous avons proposé et appliqué à l'iode les conditions de l'état naissant.

Cette forme du médicament lui donne à la fois l'uniformité d'action et sa plus grande énergie. Il suffit de signaler en sa faveur que l'usage actuel de l'iode a pu conduire des hommes considérables à exprimer des opinions entièrement opposées.

Il ne pouvait en être autrement avec ce que la chimie nous apprend sur les sels d'iode et l'idée qui préside actuellement à l'administration des préparations iodiques.

On semble confondre l'action de l'iode avec celle de ses différentes combinaisons, alors qu'on ne met pas en doute les différences du chlore, de l'acide chlorhydrique et du chlorure de sodium.

Il suffit d'appeler l'attention sur les analogies du chlore et de l'iode pour faire cesser le désordre qui existe ; de rappeler que l'iode, l'acide iodhydrique et les iodures alcalins présentent des différences d'action aussi caractérisées que les composés similaires du chlore.

L'administration thérapeutique du médicament ne pouvant être rigoureusement exacte et dans toute la plénitude de son action qu'à l'état naissant, nous avons proposé cette forme scientifique d'administrer les médicaments, afin d'éloigner les tentatives de l'empirisme que l'expérience infirme dès le lendemain de leur préconisation.

PRODUCTION DE L'IODE NAISSANT.

Les procédés chimiques au moyen desquels on obtient l'iode naissant sont nombreux. Le chlore et les acides décomposent la plupart des sels d'iode, soit en mettant l'iode en liberté directement (le chlore), soit en rendant libre l'acide iodhydrique qui se décompose à son tour sous des influences diverses. Mais ces moyens sont plus ou moins praticables, tandis qu'on obtient facilement l'iode en faisant réagir un acide faible sur le mélange d'iodure et d'iodate alcalin.

Nous avons donné la préférence à l'iode sodique, dont le radical est un des éléments de l'économie, et nous employons comme réactif l'acide tartrique dont l'innocuité est suffisamment établie par son usage dans les boissons d'agrément.

La formule est :

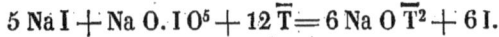

$$5 \, \text{Na I} + \text{Na O.I O}^5 + 12 \, \overline{\text{T}} = 6 \, \text{Na O} \, \overline{\text{T}}^2 + 6 \, \text{I}.$$

Le calcul suivant donne le poids de chaque élément constitutif :

Equivalent du sodium............	290,92
— de l'iode.............	1561,94

1 équivalent d'iodure de sodium.......	1852,86	
5 équivalents — —		9264,30
1 équivalent de sodium...........	290,92	
1 équivalent d'iode.............	1561,94	
6 équivalents d'oxygène	600,00	
1 équivalent d'iodate de soude.......	2452,86	2452,86

La formule de l'acide tartrique est :

$$\overline{\text{T}} = \text{C}^4 \, \text{H}^2 \, \text{O}^5, \, \text{H O}.$$

1 équivalent de carbone 76,52 4 équival. C $=$ 306,08	
1 équivalent d'hydrogène 12,435 2 équival. H $=$ 24,87	
5 équivalents d'oxigène............	500,00
1 équivalent d'eau.............	112,44
1 équivalent d'acide tartrique cristallisé.....	943,39
12 équivalents d'acide tartrique cristallisé.........	11320,68

PRODUIT DE LA RÉACTION.

1 équivalent de sodium...........	290,92	
1 équivalent d'oxygène...........	100,00	
2 équivalents d'acide tartrique........	1886,78	
1 équivalent de bitartrate de soude......	2277,70	
6 équivalents de bitartrate de soude.........		13666,20
6 équivalents d'iode libre............		9371,64

En résumé :

9264,30 parties d'iodure de sodium		1366,20 parties de bitartrate de soude.
2452,86 parties d'iodate de soude	$=$	
11320,68 parties d'acide tart. crist.		9371,64 parties d'iode libre.
23037,84		23037,84

Pour 100 parties d'iode, on divise toutes les quantités en présence par le nombre des parties d'iode et on multiplie par 100, ce qui donne :

$$
\left.\begin{array}{l}
98,85 \text{ d'iodure de sodium} \\
26,17 \text{ d'iodate de soude} \\
125,80 \text{ d'acide tartrique crist.}
\end{array}\right\} = \left\{\begin{array}{l}
145,82 \text{ de bitartrate de} \\
\qquad\quad \text{soude.} \\
100,00 \text{ d'iode.}
\end{array}\right.
$$

$$\overline{245,82} \qquad\qquad \overline{245,82}$$

On voit, par le développement de cette formule chimique, que la production d'une certaine quantité d'iode s'obtient dans des conditions scientifiques toutes pratiques.

Cependant il est d'une nécessité absolue de tenir compte de certaines considérations qui exercent sur le produit matériel une influence trop importante pour qu'elle soit sans action sur le résultat thérapeutique, nous voulons parler de la concentration des liqueurs qui donnent lieu à la formation du corps nouveau et des combinaisons que les corps en présence peuvent former avec lui.

Les acides acétique, lactique, butyrique, chlorhydrique, etc., agissent sur la dissolution alcaline d'iode de la même manière que l'acide tartrique, et l'iode a une telle affinité pour le plus grand nombre des corps simples et composés qu'il est presque aussitôt transformé, à moins que sa forme cristalline ne s'y oppose momentanément.

Il en résulte que le choix de la formule qui sert à produire l'iode naissant est subordonné à l'usage auquel on le destine, en même temps que les circonstances de son administration laissent prévoir tout au moins sa première transformation.

SOUFRE.

$$K S^5 + 2 (K O. H O. 2 S O^3) + Ba O^2 = 5 S + \ldots$$

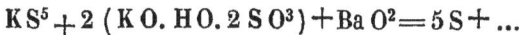

$$
\left.\begin{array}{l}
148,89 \text{ parties de pentasulfure de potassium} \ldots \\
340,29 \text{ parties de bisulfate de potasse.} \ldots \ldots \\
105,80 \text{ parties de bioxide de barium} \ldots \ldots \ldots
\end{array}\right\} \begin{array}{l} \text{pour 100} \\ \text{de} \\ \text{soufre.} \end{array}
$$

SOUFRE.

$$3 K S^5 + K O. 2 Cr O^3 + 7 (K O. H O. 2 S O^3) = 15 S + \ldots$$

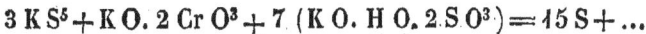

$$
\left.\begin{array}{l}
148,89 \text{ parties de pentasulfure de potassium.} \ldots \\
61,53 \text{ parties de bichromate de potasse} \ldots \ldots \\
397,00 \text{ parties de bisulfate de potasse} \ldots \ldots
\end{array}\right\} \begin{array}{l} \text{pour 100} \\ \text{de} \\ \text{soufre.} \end{array}
$$

CHLORE.

$$5 \, Cl + K \, O. \, Cl \, O^5 + 12 \, \overline{T} = 6 \, Cl + ...$$

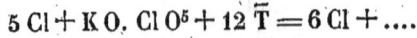

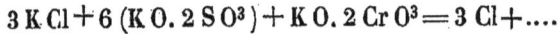

175,30 parties de chlorure de potassium . . . . . ⎫ pour 100
57,62 parties de chlorate de potasse . . . . ⎬ parties
423,00 parties de d'acide tartrique cristallisé . . . ⎭ de chlore.

CHLORE.

$$3 \, K \, Cl + 6 \, (K \, O. \, 2 \, S \, O^3) + K \, O. \, 2 \, Cr \, O^3 = 3 \, Cl + ...$$

210,30 parties de chlorure de potassium . . . . . . ⎫ pour 100
767,80 parties de bisulfate de potasse. . . . . ⎬ parties
138,80 parties de bichromate de potasse . . . . . . ⎭ de chlore.

BROME.

$$5 \, K \, Br + K \, O. \, Br \, O^5 + 12 \, T = 6 \, Br + ...$$

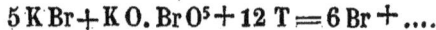

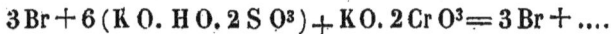

124,00 parties de bromure de potassium. . . . . . . ⎫ pour 100
34,84 parties de bromate de potasse. . . . . ⎬ parties
150,00 parties d'acide tartrique. . . . . ⎭ de brome.

BROME.

$$3 \, Br + 6 \, (K \, O. \, H \, O. \, 2 \, S \, O^3) + K \, O. \, 2 \, Cr \, O^3 = 3 \, Br + ...$$

148,9 parties de bromure de potassium. . . . . . . ⎫ pour 100
340,3 parties de bisulfate de potasse . . . . ⎬ parties
61,3 parties de bichromate de potasse. . . . . . . ⎭ de brome.

IODE.

$$5 \, K \, I + 6 \, I \, O^5 = 5 \, K \, O. \, I \, O^5 + 5 \, I.$$

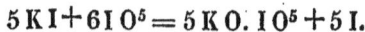

65,5 parties d'iodure de potassium. . . ⎫   pour 100 parties
79,0 parties d'acide iodique. . . . . . . ⎭   d'iode.

PROTOIODURE DE FER.

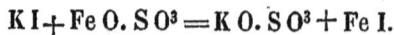

$$K \, I + Fe \, O. \, S \, O^3 = K \, O. \, S \, O^3 + Fe \, I.$$

107 parties d'iodure de potassium . . . ⎫   pour 100 parties
50 parties de sulfate de fer desséché. ⎭   de protoiodure de fer.

PERIODURE DE FER.

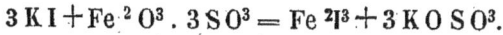

$$3\,K\,I + Fe^2\,O^3 .\, 3\,S\,O^3 = Fe^2I^3 + 3\,K\,O\,S\,O^3.$$

144 parties d'iodure de potassium . . . . }   pour **100** parties
45 parties de sulfate ferrique . . . . . . }   de periodure de fer.

PROTOIODURE DE MERCURE.

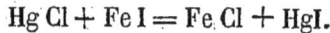

$$Hg\,Cl + Fe\,I = Fe\,Cl + HgI.$$

60 parties de protochlorure de mercure. }   pour **100** parties
68 parties de protoiodure de fer. . . . . }   de protoiodure de mercure

---

BIIODURE DE MERCURE.

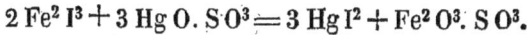

$$2\,Fe^2\,I^3 + 3\,Hg\,O.\,S\,O^3 = 3\,Hg\,I^2 + Fe^2\,O^3.\,S\,O^3.$$

77 parties d'iodure ferrique . . . . . . }   pour **100** parties
42 parties de sulfate mercurique. . . . }   de biiodure de mercure.

IODURE DE PLOMB.

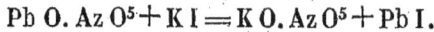

$$Pb\,O.\,Az\,O^5 + K\,I = K\,O.\,Az\,O^5 + Pb\,I.$$

72 parties d'azotate de plomb . . . . . }   pour **100** parties
72 parties d'iodure de potassium. . . . }   d'iodure de plomb.

IODURE DE CYANOGÈNE.

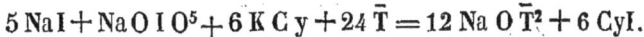

$$5\,Na\,I + Na\,O\,I\,O^5 + 6\,K\,C\,y + 24\,\overline{T} = 12\,Na\,O\,\overline{T}^2 + 6\,Cy\,I.$$

47 parties d'iodure de sodium. . . . . }
13 parties d'iodate de soude. . . . . . }   pour **100** parties
119 parties d'acide tartrique cristallisé. }   d'iodure de cyanogène.
26 parties de cyanure de potassium. . }

CARBONATE FERREUX.

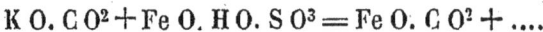

$$K\,O.\,C\,O^2 + Fe\,O.\,H\,O.\,S\,O^3 = Fe\,O.\,C\,O^2 + \ldots.$$

119 parties de carbonate de potasse . . }   pour **100** parties
146 parties de sulf. ferreux dess. à 100° }   de carbonate ferreux.

PERCHLORURE DE FER.

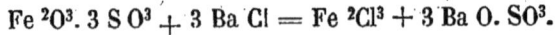

$$Fe^2O^3.\ 3\ SO^3 + 3\ Ba\ Cl = Fe^2Cl^3 + 3\ Ba\ O.\ SO^3.$$

123 parties de sulfate ferrique anhydre. ⎫   pour 100 parties
192 parties de chlorure de barium fondu ⎰   de perchlorure de fer.

PROTOCHLORURE DE MERCURE.

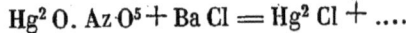

$$Hg^2O.\ Az\ O^5 + Ba\ Cl = Hg^2\ Cl + ...$$

111 part. d'azotate de protoxyde de mercure ⎫ pour 100 parties de proto-
44 parties de chlorure de barium fondu ⎰   chlorure de mercure.

MORPHINE.

$$C^{34}\ H^{19}\ Az\ O^6.\ S\ O^3.\ 2\ H\ O + 4\ H\ O + Na\ O.\ C\ O^2 + 10\ H\ O. =$$
$$C^{34}\ H^{19}\ Az\ O^6 + N\ A.\ S\ O^3 + aq ....$$

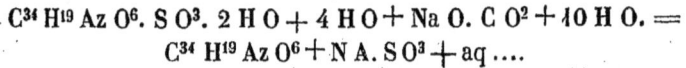

132,70 parties de sulfate de morphine. ⎫   pour 100 parties
50,17 parties de carbonate de soude . . ⎰   de morphine.

CODÉINE.

$$C^{36}\ H^{21}\ Az\ O^5.\ S\ O^3.\ 2\ H\ O + Na\ O.\ C\ O^2 + 10\ H\ O =$$
$$C^{36}\ H^{21}\ Az\ O^5 + Na\ O.\ S\ O^3 + aq ....$$

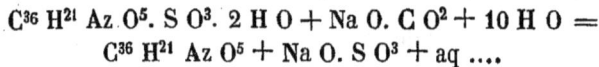

119,93 parties de sulfate de codéine . . ⎫   pour 100 parties
49,13 parties de carbonate de soude. . ⎰   de codéine.

QUININE.

$$2\ (C^{20}\ H^{12}\ Az\ O + H\ O.\ S\ O^3) + Na\ O.\ C\ O^2 + 10\ H\ O =$$
$$2\ C^{20}\ H^{12}\ Az\ O^2 + Na\ O.\ S\ O^3 + ...$$

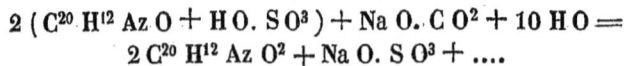

119,73 parties de sulfate de quinine . . ⎫   pour 100 parties
48,63 parties de carbonate de soude. . . ⎰   de quinine.

STRYCHNINE.

Le sulfate de strychnine renferme pour 100 parties de $S^3O.4779,33$ de strychnine et **100** parties de strychnine absorbent **15,12** de H Cl sec correspondant à **26,29** de carbonate de soude (Na O. C O² + 10 H O).

Les 100 parties de strychnine se trouvent dans les 102,09 de sulfate de strychnine.

102;09 parties de sulfate de strychnine)   pour 100 parties
26,29 parties de carbonate de soude. .)   de strychnine.

ATROPINE.

$$C^{34} H^{23} Az O^6 . S O^3 . 2H O + Na O. C O^2 + 10 H O =$$
$$C^{34} H^{23} Az O^6 + Na O. S O^3 + C O^2 + a q....$$

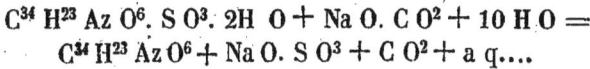

120,07 parties de sulfate d'atropine. . .)   pour 100 parties
49,47 parties de carbonate de soude.)   d'atropine.

II

THÉORIE ÉLECTRO-CHIMIQUE DE L'IODE NAISSANT

PRODUIT PAR LA RÉACTION

de l'acide tartrique sur la dissolution alcaline d'iode.

Depuis l'époque où nous avons soumis au jugement de l'Académie de médecine les applications du fait chimique de l'état naissant, les chimistes ont été amenés à considérer l'acide tartrique comme un acide bibasique, sous la condition de doubler sa formule ; en conséquence, leur interprétation du résultat de nos recherches doit subir une légère modification que nous allons justifier en même temps que nous ferons l'analyse de la formule, au point de vue de la théorie électro-chimique.

L'ancienne formule était :

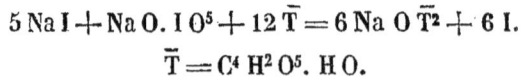

$$5 \, Na \, I + Na \, O . \, I \, O^5 + 12 \, \bar{T} = 6 \, Na \, O \, \bar{\bar{T}}^2 + 6 \, I.$$

$$\bar{T} = C^4 \, H^2 \, O^5 . \, H \, O.$$

La nouvelle formule est :

$$5 \, Na \, I + Na \, O . \, I \, O^5 + 6 \, (C^8 \, H^4 \, O^{10} . \, 2 \, H \, O) =$$
$$6 \, (Na \, O, \, H \, O . \, C^8 \, H^4 \, O^{10}) + 6 \, H \, O + 6 \, I.$$

1 équivalent de sodium.	290,92	
1 id. d'iode.	1564,94	
1 équivalent d'iodure de sodium . . .	1852,86	
5 équivalents id. id		9264,30
1 équivalent de sodium.	290,92	
1 équivalent d'iode. . . . . , .	1564,94	
6 équivalents d'oxygène.	600,00	
1 équivalent d'iodate de soude.	2452,86	2452,86

$$\bar{T} = C^8 \, H^4 \, O^{10} . \, 2 \, H \, O.$$

1 équiv. de carbone — 76,52 — 8 équiv.	612,16	
1 équiv. d'hydrogène — 12,435 — 4 équiv.	49,74	
10 équiv. d'oxygène.	1000,00	
2 équiv. d'eau	224,88	
1 équiv. d'acide tartrique cristallisé . . .	1886,78	
6 équiv. id. id. id.		11320,68

Produits de la réaction :

1 équivalent de sodium.	290,92
1 équivalent d'oxygène	100,00
1 équivalent d'acide tartrique moins 1 équivalent d'eau.	1774,34
1 équivalent de bitartrate de soude. .	2165,26

6 équivalents de bitartrate de soude	12951,56
6 équivalents d'eau libre	674,64
6 équivalents d'iode libre.	9361,64

En résumé :

9264,30	part. d'iodure de sodium	12991,56	part. de bitart. de soude
2452,86	part. d'iodate de soude.	674,64	part. d'eau libre.
11320,68	part. d'acide tart. crist.	9371,14	part. d'iode libre.

Pour 100 parties d'iode, on divise toutes les quantités en présence par le nombre des parties d'iode et on multiplie par 100, ce qui donne :

98,85	d'iodure de sodium.	138,51	de bitartrate de soude.
26,17	d'iodate de soude.	7,31	d'eau.
125,80	d'acide tartrique crist.	100,00	d'iode.
245,82		245,82	

La formule $5\,NaI + NaO.IO^5 + 6\,(C^8H^4O^{10}.\,2\,HO) = 6\,(NaO + HO.\,C^8H^4O^{10} + 6\,I + 6\,HO.$ se décompose :

I. — $NaO.IO^5 + HO + C^8H^4O^{10} = (NaO,HO.\,C^8H^4O^{10}) + IO^5.$

II. — $5NaI + 10\,HO + 5\,C^8H^4O^{10} = 5\,(NaO,HO.\,C^8H^4O^{10}) + 5\,IH.$

III — $5\,IH + IO^5 = 5\,HO + 6\,I.$

I

(A) Séparation d'un équivalent IO^5 d'avec un équivalent NaO.
(B) Combinaison d'un équiv. — NaO avec $C^4H^2O^5$ } union de ces combinaisons.
(C) Combinaison d'un équiv. — HO avec $C^4H^2O^5$ }

(*a*) IO^5 se sépare chargé d'électricité négative, et NaO d'une quantité égale d'électricité positive.

(*b*) NaO en s'unissant à l'acide devient neutre et charge l'acide d'électricité positive.

(*c*) HO en s'unissant à l'acide se charge d'électricité négative et charge l'acide d'électricité positive.

Il résulte de la réaction :

$$\underset{-}{IO^5};\ \underset{0}{NaO}.\ \underset{+}{C^4H^2O^5};\ \underset{-}{HO}.\ \underset{+}{C^4H^2O^5}.$$

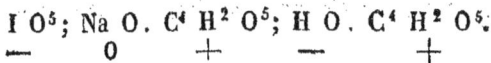

II

(A) — Séparation de 5 équivalents I d'avec 5 équiv. Na.
(B) — Séparation de 5 équiv. H d'avec 5 équiv. O.
(C) — Union de 5 équiv. O avec 5 équiv. Na.
(D) — Combinaison de 5 équiv. Na avec 5 équiv. $C^4 H^2 O^5$ } union.
(E) — Combinaison de 5 équiv. HO avec 5 équiv. $C^4 H^2 O^5$ }
(F) — Combinaison de 5 équiv. H avec 5 équiv. I.

(a) I se sépare chargé d'électricité négat. ; Na chargé d'élect. posit.
(b) H se sépare chargé d'électricité posit.; O chargé d'élect. négat.
(c) Par l'union de Na et de O il se forme 5 équiv. de Na O neutres.
(d) En se combinant avec $C^4 H^2 O^5$ ils se chargent d'électricité négative, et $C^4 H^2 O^5$ d'électricité positive..
(e) Les 5 équivalents d'eau se chargent d'électricité négative et l'acide se charge d'électricité positive.
(f) Les 5 équiv. de H sont neutralisés ainsi que les 5 équiv. de I,

D'où il resulte :

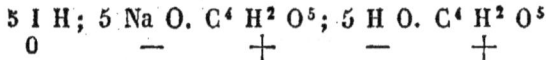

$$5\ \text{I H}; \ 5\ \text{Na O.}\ C^4 H^2 O^5; \ 5\ \text{H O.}\ C^4 H^2 O^5$$
$$0 \qquad - \qquad + \qquad - \qquad +$$

III

(A) Séparation de 1 équivalent I d'avec 5 équivalents O.
(B) Séparation de 5 équivalents H d'avec 5 équivalents I.
(C) Union de 5 équivalents H avec 5 équivalents O.

(a) I se sépare chargé d'électricité positive ; O d'électricité négative.
(b) Les 5 équivalents H se séparent chargés d'électricité positive, et les 5 équivalents I d'électricité négative.
(c) Comme O et H se neutralisent en formant de l'eau, il résulterait que l'iode de (a) serait chargé d'autant d'électricité positive qu'il en faut pour neutraliser les 5 équivalents d'iode de (b) chargés d'électricité négative ; mais dans cette formule (III) l'$I O^5$ venant de la réaction (I) est chargé d'électricité négative, tandis que I H venant neutre de la formule (II) n'est pas chargé d'électricité positive et ne peut le neutraliser ; de sorte que les 6 équivalents d'iode mis en liberté, sont chargés de l'électricité négative que fournit la séparation d'un équivalent de Na O d'avec un équivalent de I O^5, et qu'il reste dans la dissolution, du bitartrate de soude électrisé positivement par la réaction (I).

L'analyse qui précède montre que le corps simple qui se dégage d'une combinaison, est presque toujours électrisé, et que, si l'on ne s'en aperçoit pas toujours, c'est que la dissolution est conductrice. Dans ce cas, l'ozonisation serait un fait nécessaire, et le retour à l'état naturel, un fait accidentel. Il est probable que l'unipolarité des corps en action fournira, un jour, l'explication de ces phénomènes, puisque cette dernière propriété appartient tout particulièrement aux corps en mouvement chimique.

Les faits exposés, en parfaite concordance avec la théorie, reçoivent une entière confirmation de leur analogie avec ceux que l'on observe dans les piles électriques.

D'ailleurs, quelle que soit la manière d'envisager les réactions qui se produisent dans la séparation de l'iode, le résultat final devant toujours être identique, nous sommes autorisé, pour la facilité de notre analyse, à distinguer dans la formule les trois réactions que nous avons indiquées.

III

ESSAI SUR LES FLUIDES ORGANIQUES.

Il est, dans la nature, un fait général qui domine tous les phénomènes physiques, chimiques et physiologiques : l'agent impondérable est cause ou effet de tous mouvements de la matière.

Nombre d'expériences établissent cette vérité d'une manière irréfutable.

Nous allons en citer quelques-unes.

On observe :

1° Que le calorique introduit dans la vapeur d'eau en augmente la tension ;

2° Que l'électricité parcourt instantanément le fil télégraphique mis en communication avec une source d'électricité ;

3° Qu'un aimant naturel développe, dans une tige d'acier, des phénomènes magnétiques ;

4° Que les corps, sous l'influence de la lumière, prennent diverses colorations.

Enfin, l'examen d'un grand nombre de phénomènes analogues prouve également que le mouvement de la matière est déterminé par l'agent impondérable, sous l'une ou l'autre de ses formes connues.

Un autre ordre de faits se produit lorsque deux corps ou plus sont mis en présence.

En ce cas, on observe le plus souvent un ensemble de phénomènes dans lesquels l'agent impondérable se trouve dégagé. Ainsi, lorsqu'on plonge une lame de zinc dans de l'acide sulfurique étendu, le thermomètre indique un dégagement de calorique, et l'électromètre accuse un courant.

Il est également reconnu que l'acide sulfurique, réagissant sur les peroxydes, dégage de l'oxygène différent de l'oxygène ordinaire par ses propriétés, lesquelles sont identiques à celles de l'oxygène électrisé directement dans un vase fermé, ou encore à celles de l'oxygène naissant.

En somme, tous les mouvements de la matière résultant de l'affinité chimique donnent lieu à des phénomènes du même ordre, plus ou moins caractérisés.

Si donc, l'oxygène électrisé directement, l'oxygène dégagé du peroxyde de plomb, par exemple, et enfin l'oxygène à l'état naissant, sont une seule et même chose, c'est-à-dire s'ils jouissent également des propriétés que leur fournit directement l'électrisation ; il n'est pas seulement nécessaire que les physiciens et les chimistes analysent toutes les autres substances qui présentent des particularités analogues, pour arriver à bien connaître les propriétés nouvelles qui les caractérisent ; il faut encore que les médecins en puissent faire la distinction dans l'usage thérapeutique des nombreux agents chimiques qu'ils utilisent dans la pratique de l'art de guérir.

Or, les praticiens sont momentanément paralysés, dans les efforts qu'ils tentent chaque jour pour le progrès de la science médicale, par une lacune qui existe dans les sciences physiques et chimiques.

Nous allons dire laquelle.

Les physiciens savent que les actions chimiques dégagent de la chaleur et de l'électricité ; une loi concernant la production du calorique a même été formulée par eux et une autre loi a été indiquée pour la production de l'électricité ; mais on peut dire qu'il y a encore là toute une étude à faire.

Chimistes et médecins, dans leur ordre, sont dans une pareille situation.

Les premiers ont reconnu depuis longtemps que les corps simples, notamment, présentent un surcroît d'affinité chimique au moment précis où ils se dégagent ; mais ils n'ont pas attribué, d'une manière exacte, à l'intervention de l'agent impondérable cette plus-value des corps à l'état naissant, en la rattachant d'une manière générale aux propriétés que présentent certains corps qui, séparés de leurs combinaisons, conservent, à distance ou pendant un certain temps, toutes les propriétés de l'état naissant.

Les seconds, bien qu'ayant réconnu, d'ancienne date, que la constitution moléculaire différente d'un médicament change radicalement son action sur l'économie vivante, observation dont ils tiennent déjà compte dans diverses applications thérapeutiques, les médecins, disons-nous, n'ont pu jusqu'ici attribuer à leur véritable cause les phénomènes physiologiques observés dans l'organisme.

Dans cet état de choses, la remarque, bien simple en elle-même, que l'oxygène électrisé directement est doué des mêmes propriétés que l'oxygène isolé de quelques-unes de ses combinaisons, ou encore que l'oxygène naissant, ne doit-elle pas conduire les physiciens à la recherche générale de la production des fluides, au moyen des actions chimiques? N'explique-t-elle pas aux chimistes le surcroît d'affinité des corps à l'état naissant? Et enfin, n'impose-t-elle pas aux médecins la parfaite connaissance des propriétés nouvelles de ces corps, s'ils veulent faire de la thérapeutique une science certaine?

Qu'on se souvienne de l'heureuse influence qu'a exercée, sur les progrès de la chimie, la découverte des équivalents, et l'on sera convaincu que la connaissance des rapports simples et des proportions multiples, qui sont une conséquence probable de l'étude de la production des fluides dans les actions chimiques, peut grandement servir aux progrès de la science générale; car c'est évidemment sur cette production que devront reposer, un jour, et la construction des piles voltaïques et la production d'un grand nombre de nouvelles combinaisons chimiques.

Quant au progrès qui, pour l'art de guérir spécialement, doit résulter de l'étude et des applications à faire de cette branche nouvelle des sciences physiques et chimiques, il est impossible encore d'en préciser l'étendue; mais l'importation, dans le domaine médical, des préparations pharmaceutiques d'iode naissant prouve, dès à présent, que l'idée du remède est fausse, au moins en ce qui concerne l'iode, et qu'un phénomène physiologique précis et régulier peut être produit, phénomène dont l'interprétation sera faite par des procédés analytiques semblables à ceux dont on se sert en physique et en chimie.

L'exposition qui suit nous semble du moins en être la démonstration.

Lorsqu'on applique sur la peau revêtue de l'épiderme, 1/4, 1/2, 1, 1 1/2, 2 ou 3 milligrammes d'iode, et que l'on recouvre la surface soumise à cette application, d'une feuille mince de gutta-percha ou de taffetas gommé, on donne lieu à un mouvement de la matière organisée vivante, lequel, en raison de la quantité d'iode employé, varie par degré, depuis la sinapisation la plus légère jusqu'à l'escharrification complète.

Or, l'analyse du phénomène physiologique prouve qu'il résulte uniquement de l'action chimique.

L'iode, en effet, a complétement disparu, et, si l'on étudie la réaction, on voit qu'il s'est formé de l'iodure protéique insoluble, lequel devient de l'iodure double basique de protéine et d'alcali soluble au contact incessamment renouvelé des albuminates alcalins du sang, qui l'entraînent dans le torrent circulatoire.

Le phénomène physiologique apparaît net et régulier après 30 minutes, 1 heure, 1 heure 1/2, 2 heures, 2 heures 1/2 ou 3 heures environ, selon la quantité d'iode, sans qu'on puisse l'attribuer à une cause autre que l'action chimique, action qui, elle-même, n'est que la réunion de trois actions partielles lorsque l'iode a été employé à l'état naissant.

Voici quelles sont ces trois actions :

La première comprend les fluides dégagés par la séparation de l'iode pendant la réaction de l'acide tartrique sur la dissolution alcaline d'iode.

La deuxième résulte du dégagement des fluides produits par la combinaison de l'iode avec la protéine.

La troisième a pour cause les fluides qui naissent de la dissolution de l'iodure protéique dans les albuminates alcalins.

Mais revenons au phénomène physiologique général.

Lorsque l'épiderme insensible suffit à la saturation de l'iode, il se produit sans douleur, mais il devient douloureux en raison de la quantité de tissu vivant qui s'unit au métalloïde, et de l'intensité du phénomène physiologique lui-même.

Doit-on maintenant attribuer le phénomène physiologique qui nous occupe, uniquement à l'introduction dans le tissu vivant des quantités de chaleur et d'électricité produites par les actions chimiques successives, ou bien au dégagement d'un fluide propre au tissu lui-même et qui, néanmoins, serait développé par cette production de chaleur et d'électricité?

Il est facile de constater que la chaleur introduite dans la matière organisée vivante, siége du phénomène, n'est pas assez considérable pour le produire ; car, alors même que cette matière se trouve soumise à une température normale beaucoup plus élevée, le phénomène ne se manifeste pas, et l'électricité, en ce cas, n'agit que sur le tissu nerveux.

Il est donc évident que, lorsque, dans les tissus vivants, des manifestations physiologiques sont provoquées, c'est en vertu d'une cause particulière qui n'est rien autre qu'une forme nouvelle de l'agent impondérable, dont la science n'a pas encore déterminé les lois, et que le calorique développe de la même manière que l'électricité, le magnétisme et la lumière déterminent des phénomènes physiques particuliers dans certains corps de la matière inerte.

Nous donnons au fluide organique analogue au calorique le nom d'*organicité*, et nous le distinguons d'autres fluides spéciaux, particuliers à certains tissus et que l'on ne saurait classifier sans rompre avec les divisions artificielles de la matière impondérable, telles qu'elles ont été établies par les physiciens et les chimistes.

La nature, en effet, ne présente qu'un petit nombre de corps simples isolés ; on les rencontre surtout à l'état d'oxydes, d'acides, de sels et de mélanges ; et les corps organisés et vivants forment dans l'ensemble de la matière générale un ordre tout à fait distinct.

La matière impondérable semble affecter des divisions semblables. Dès qu'on l'analyse, on s'aperçoit que les fluides désignés sous les noms de calorique, d'électricité, de magnétisme et de lumière, en s'unissant par deux ou plus, donnent lieu à des phénomènes de la matière inerte, et que leur nombre s'augmente en raison de la complexité des corps mis en mouvement.

Veut-on maintenant étendre l'examen jusqu'aux corps organisés vivants et pensants, les manifestations observées ne peuvent plus être expliquées uniquement par le mouvement des fluides connus ; et l'on en est réduit à admettre, pour leur interprétation, l'existence de fluides qui sont à l'électricité, au magnétisme et à la lumière ce que l'organicité est au calorique.

Il ne nous reste plus à faire qu'un résumé fort succinct de tout ce qui précède.

Nous venons d'analyser le phénomène physiologique désigné sous le nom d'inflammation, et nous avons essayé d'établir qu'il n'est rien autre chose que l'une des manifestations d'un fluide organique.

Nous avons dit ensuite que son augmentation dans les tissus, obtenue par de nombreux procédés thérapeutiques, mais d'une façon irrégulière, peut l'être méthodiquement au moyen des préparations pharmaceutiques d'iode.

Nous avons dit encore que sa diminution, dans les mêmes circonstances, est généralement déterminée par le froid, et nous avons démontré que la médecine, basant sa pratique sur l'idée du remède et non pas sur la production de phénomènes physiologiques réguliers, visibles, n'a pas eu à rechercher un procédé d'obtention méthodique de cette diminution du fluide, pas plus qu'elle ne l'a fait pour son augmentation au moyen de la chaleur.

Or, de tout ceci, il ressort, suivant nous, une vérité scientifique suffisamment démontrée, au moins en ce qui touche l'iode.

C'est que ce métalloïde, employé jusqu'ici comme remède, n'est que l'agent de production d'un phénomène physiologique, que les praticiens pourront utiliser avec succès dès qu'ils seront en mesure d'employer méthodiquement les préparations pharmaceutiques d'iode que nous allons indiquer.

IV

ORGANOMÉTRIE.

Lorsqu'en usant des précautions voulues, on fait sur la peau revêtue de l'épiderme une application d'iode séparé de sa dissolution alcaline par l'acide tartrique, on observe un phénomène physiologique qui présente les divers degrés suivants :

DEGRÉS de l'organomètre.	QUANTITÉ d'iode par centimètre carré.	PHÉNOMÈNES physiologiques locaux après l'absorption de l'iode.	TEMPS nécessaire à l'absorption de l'iode.
1°	Grammes : 0,0020 1/5 de milligr.	L'excitation n'est pas perçue ; la combinaison, formée par le contact de l'iode et du tissu organisé, disparaît sans laisser de traces apparentes.	15 à 20 minutes.
2°	0,0025 1/4 de milligr.	Légère sensation de chaleur ; coloration rose pâle.	20 à 30 minutes.
3°	0,0033 1/3 de milligr.	Sensation de picotement ; coloration rose.	45 minutes à 1 heure.
4°	0,0050 1/2 milligr.	Sensation de chaleur très vive ; coloration rose vif.	1 heure à 1 heure 30 minutes.
5°	0,001 1 milligr.	Sensation de brûlure ; coloration rouge violacé.	1 heure 30 minutes à 2 heures.
6°	0,050 1 milligr. 1/2.	Sensation de brûlure profonde ; apparition de phlyctènes disséminées.	2 à 3 heures.
7°	0,002 à 0,003 2 à 3 milligr.	Douleur extrêmement vive ; vésication semblable à celle que l'on obtient au moyen de l'emplâtre de cantharides.	3 à 4 heures.

L'analyse du fait physiologique démontre, au point de vue chimique, que l'iode s'unit à la matière protéique pour former une combinaison insoluble, laquelle devient soluble au contact du sérum du sang et de la sueur, et se trouve rapidement absorbée lorsque la surface où l'iode a été appliqué est recouverte d'une feuille de gutta-percha ou de taffetas gommé.

Au point de vue physique, elle montre que la formation de l'iodure protéique et sa dissolution dans les liquides de l'économie, donnent lieu à un dégagement de chaleur et d'électricité, fluides qui agissent directement sur le tissu vivant.

Le fait physiologique observé est donc évidemment un mouvement de la matière organisée vivante, lequel s'opère et sous l'influence des fluides qui naissent de l'action chimique, et par le fait de l'action chimique elle-même, de telle sorte que, les manifestations de ce mouvement rapprochées de celles que le calorique détermine dans les corps de la matière inerte, conduisent à admettre l'hypothèse d'un fluide organique qui, dans le tissu vivant, opère ce mouvement de même que le calorique en opère un dans les corps inertes.

Cette hypothèse étant admise, l'analyse du phénomène physiologique mène à l'étude de l'organicité ou fluide organique, aussi inévitablement que l'analyse du phénomène physique des variations de volume du mercure dans le thermomètre a conduit à l'étude du calorique.

Au premier rang des influences nombreuses qui développent le fluide organique dans le tissu vivant, il faut certainement placer l'iode.

Voici, maintenant, un procédé qui sert, tout à la fois, à produire méthodiquement l'augmentation du fluide, et à mesurer son intensité dans les phénomènes pathologiques.

Ce procédé qui rend, en quelque sorte, mécanique l'effet physiologique des applications d'iode, consiste dans la disposition d'un papier contenant des quantités déterminées de sel iodique ($5\,Na\,I + Na\,O,\,IO^5$).

Pour le préparer, on fait choix d'abord d'une feuille, bien égale, de papier Joseph, puis on calcule : 1° La quantité exacte d'eau nécessaire pour l'imbiber ; 2° la quantité de sel iodique qu'il convient d'ajouter à ce volume d'eau pour que chaque centimètre carré de papier renferme exactement 1/4 ou 1/2 milligramme d'iode.

On imbibe ensuite uniformément le papier ; on le fait sécher dans l'obscurité, à une douce température, et on assure sa conservation en le mettant à l'abri du contact de l'air, de l'humidité et de la lumière.

Pour faire une application d'iode au moyen du papier iodique, on en place une feuille de grandeur voulue sur une feuille très mince de gutta-percha ou de taffetas gommé dont les bords doivent dépasser un peu, et l'on verse goutte à goutte, sur le papier, de manière à l'imbiber uniformément, une quantité convenable d'une dissolution d'acide tartrique préalablement dosée comme la dissolution alcaline d'iode qui a servi à sa préparation.

L'iode étant ainsi mis en liberté, on applique le papier sur la surface qu'on se propose d'exciter comme s'il s'agissait d'un vésicatoire, d'un emplâtre ou d'un cataplasme.

Selon l'effet à produire, on superpose deux ou plusieurs feuilles de papier afin que la quantité d'iode corresponde à celui des degrés du phénomène physiologique que l'on veut obtenir.

L'emploi des solutions iodogènes ne permet pas de réaliser dans la pratique médicale le degré absolu de précision qui distingue l'emploi du papier iodique ; mais pour la production de l'excitation physiologique externe sur de grandes surfaces, les solutions iodogènes offrent de grandes facilités pratiques.

Les bains d'iode naissant, iodogènes et d'iode précipité, destinés à la production de l'excitation générale, sont placés dans les mêmes conditions que les solutions iodogènes ; or en raison de la multiplicité des circonstances qui peuvent rendre utile l'excitation physiologique ou le dégagement artificiel d'organicité, il est nécessaire, à défaut d'une méthode générale uniforme de sa production par l'iode, de dire que le praticien auquel l'usage des préparations d'iode est familier, peut obtenir à son gré tous les effets qu'il désire ; augmenter l'excitation, la maintenir à un certain degré, la laisser diminuer à dessein, la localiser ou l'étendre à volonté, la produire considérable instantanément ou graduellement, etc.

L'observation indique que l'absorption de l'iode est loin de se faire uniformément sur des individus différents, sur différentes surfaces chez le même individu et sur les mêmes surfaces.

On voit qu'elle est opérée en quelques minutes sur les muqueuses et les tissus privés d'épiderme ; qu'elle est rapide, lente ou incomplète en raison de circonstances extrêmement nombreuses qu'il n'est pas possible de prévoir.

Mais on observe qu'elle est favorisée par certaines dispositions de l'épiderme, la transpiration et l'excitation de la laine ;

qu'il est possible de l'aider en recouvrant les surfaces d'une feuille mince de gutta-percha ou de taffetas gommé, et qu'enfin elle est toujours obtenue régulièrement par l'usage du papier iodique.

L'iode séparé du papier iodique présente donc une précision d'effet rigoureuse, et les diverses phases du phénomène physiologique qu'il provoque donnent une mesure régulière des différents degrés d'intensité des phénomènes pathologiques semblables.

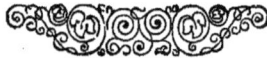

APPLICATIONS PHARMACEUTIQUES

DE L'ORGANOMÉTRIE

ET INSTRUCTION POUR LEUR EMPLOI THÉRAPEUTIQUE.

PAPIER IODIQUE.

Ce papier renferme une quantité de sel iodique nécessaire au dégagement de vingt-cinq dix-milligrammes (0,0025) ou 1/4 de milligramme pour chaque centimètre carré de papier.

INSTRUCTION

POUR L'USAGE DU PAPIER IODIQUE.

Le papier iodique est un médicament type, dont l'effet offre une précision mathématique.

Il est disposé en vue de produire artificiellement, et à volonté, dans l'intérêt de l'art médical, le phénomène connu sous le nom d'inflammation.

Selon l'effet à produire, on superpose deux ou plusieurs feuilles de papier, afin que la quantité d'iode corresponde à celui des degrés d'excitation que l'on veut obtenir.

Une feuille produit une légère sensation de chaleur et une faible coloration rose de la peau ; son effet correspond au deuxième degré de l'organomètre. Avec sept ou huit feuilles, on obtient un vésicatoire.

FORMULE

DE L'ADMINISTRATION MÉTHODIQUE DU PAPIER IODIQUE.

Le temps nécessaire à la production de l'effet physiologique signalé par l'organomètre indique de quelle durée doit être l'application, laquelle ne réclame ultérieurement aucun soin quand elle est de une à quatre feuilles, et exige un pansement analogue à celui du vésicatoire volant, lorsqu'elle est de six à huit feuilles.

Les différents modes d'administration du papier iodique se trouvent compris entre deux effets extrêmes, le plus énrgique et le plus ménagé.

Le premier, auquel on ne doit avoir recours que dans les cas d'urgence absolue, est produit par l'application de six à huit feuilles de papier superposées ; le second, préférable par la raison qu'il épargne au malade de trop vives souffrances, s'obtient en réitérant les applications de une à quatre feuilles tous les deux jours, ou d'une feuille deux fois par jour, ou seulement d'une feuille chaque jour.

Le papier iodique est un *instrument médical*.

SOLUTIONS IODOGÈNES.

FORMULE CHIMIQUE : semblable à celle de l'organomètre.

FORMULE PHARMACEUTIQUE :

No 1 Solution iodique : Iodure de sodium. . . . . gr. 98,85
Iodate de soude. 26,17
Eau distillée. . . . . quantité suffisante.
Pour une dissolution marq. au pèse-sel 12o.5

No 2. Solution réactive : Acide tartrique cristallisé pur. . gr. 125,80
Eau distillée . . . . quantité suffisante.
Pour une dissolution marquant au pèse-sel 12o.75

La solution iodique peut encore être préparée en traitant directement l'iode par la soude à l'alcool et en amenant la dissolution à peser 12°,5. La saturation doit être très exacte, un excès d'iode ou d'alcali modifiant la réaction chimique et l'effet physiologique. Même observation pour l'acide tartrique lorsqu'il contient des traces d'acide sulfurique.

Les combinaisons d'iode, où la soude est remplacée par la potasse, donnent des résultats semblables. La plupart des acides agissent comme l'acide tartrique, mais ce dernier ne coagule pas l'albumine et il doit être préféré surtout pour son innocuité.

INSTRUCTION

POUR L'USAGE DES SOLUTIONS IODOGÈNES.

Les solutions iodogènes n'ont pas d'applications spéciales, elles servent à préparer extemporanément les collutoires, les gargarismes, les collyres, les fomentations, les lavements, les lotions, les injections, etc., et à pratiquer des applications d'iode.

Elles sont préparées au dixième ; de telle sorte que 1 gramme ou 15 gouttes de la dissolution no 2, agissant sur 1 gramme ou 15 gouttes de liquide no 1, dégage 1 décigramme d'iode.

Elles sont titrées de manière à obtenir les effets les plus énergiques et à assurer leur conservation ; mais pour atténuer leur action, dans les applications d'iode, il suffit d'étendre chacune des solutions iodique et réactive d'une certaine quantité d'eau (1/5ᵉ, 1/4, 1/3, 1/2).

Pour pratiquer une application d'iode naissant, on trempe un pinceau dans le liquide n° 1 et on badigeonne la surface sur laquelle on se propose d'opérer ; puis, immédiatement, on trempe un autre pinceau dans le liquide n° 2 et on le promène sur la même surface ; l'iode alors se dégage instantanément, en quantité proportionnelle au nombre d'applications.

Afin de ne pas altérer la qualité des solutions en y plongeant les pinceaux, on aura soin, à chaque opération : 1° de verser une certaine quantité de chacune d'elles dans des éprouvettes, ou, à leur défaut, dans deux petits verres ; 2° de se servir de pinceaux d'un volume proportionné à l'étendue des surfaces sur lesquelles on voudra opérer.

Selon le degré de concentration des solutions, et, par conséquent, selon la quantité d'iode appliqué ou à la fois ou successivement, l'effet varie, au gré du médecin, depuis une très légère rougeur de la peau jusqu'à la vésication produite par l'emplâtre de cantharides, c'est à-dire qu'il correspond à tous les degrés de l'organomètre ; or, l'effet physiologique diminuant de lui-même proportionnellement, à chacun de ses degrés, il est facultatif de le maintenir ou de l'augmenter par de nouvelles applications.

Pour être maintenues à un état d'excitation uniforme et permanent, les surfaces déjà excitées n'ont pas besoin d'une application d'iode aussi énergique que lorsqu'il s'agit de les exciter une première fois.

Ce mode d'administration de l'iode convient surtout dans les excitations locales, alors même qu'elles doivent être étendues à de très-grandes surfaces. On peut épargner aux malades la sensation du froid produite par l'application des solutions iodogènes en les chauffant légèrement et en les étendant d'eau tiède dans le cas où elles doivent être atténuées.

Les applications d'iode sur les muqueuses de l'œil, des narines, de la bouche, etc., doivent être faites avec une certaine rapidité. On peut les opérer également en se servant d'un pinceau imprégné du mélange des deux liquides, au moment même d'en faire usage.

Pour les collyres, les lavements, les lotions, les **injections,**

4

on mêle 1 gramme ou quinze gouttes de chaque liquide, et on verse le mélange dans un litre d'eau. Suivant l'effet que l'on veut produire, on peut augmenter à volonté la quantité d'iode ci-dessus.

Pour les inhalations, on verse quelques gouttes des deux solutions dans un verre à liqueur qu'on porte ensuite sous le nez et qu'on aspire lentement plusieurs fois par jour. L'iode étant d'une grande volatilité, on doit renouveler les liquides chaque fois que l'on s'en sert.

FORMULE

DE L'ADMINISTRATION MÉTHODIQUE DES SOLUTIONS IODOGÈNES.

Les divers modes d'administration des solutions iodogènes, pour les applications d'iode naissant, se trouvent compris entre deux effets extrêmes, le plus énergique et le plus ménagé.

Pour le premier, on fait immédiatement, à la suite l'une de l'autre, deux, trois ou quatre applications d'iode, et on en favorise l'action en recouvrant les surfaces d'une feuille de gutta-percha, de taffetas gommé, d'une étoffe de laine ou d'une carde de coton ; mais en général, lorsqu'il n'y a pas urgence absolue, il est préférable, pour épargner des souffrances au malade, de renouveler les applications toutes les six, douze ou vingt-quatre heures.

Pour obtenir le second effet, on ajoute moitié d'eau à chacune des solutions iodogènes, et on renouvelle les applications seulement toutes les vingt-quatre heures. Si l'on veut augmenter l'action, il faut les renouveler plus fréquemment, et n'étendre les liquides que d'un tiers, d'un quart ou d'un cinquième d'eau, ou même les employer purs.

BAIN D'IODE NAISSANT.

Formule chimique : $5\,NaI + NaO.IO^5 + 6\,(KO.HO2SO^3)$.

Formule pharmaceutique :

No 1. Bain iodique : mélange salin dans la proportion de :
- iodure de sodium . . . . . . gr. 98,85
- iodate de soude 26,17
- et eau commune . . . . quant. suffi.

pour une dissolution marquant au pèse-sel, 3°.

No 2. Bain réactif : bisulfate de potasse et eau commune ; quantités suffisantes.

pour une dissolution marquant au pèse-sel, 4°.

L'excès de bisulfate contenu dans le bain n° 2 favorise la réaction.

Les mêmes résultats seraient fournis par les combinaisons d'iode où la potasse remplace la soude ; le bisulfate de soude peut remplacer le bisulfate de potasse.

INSTRUCTION

POUR L'USAGE DU BAIN D'IODE NAISSANT.

Après la dissolution du sel iodique et du réactif dans l'eau de deux baignoires de cuivre étamé, de bois ou d'un métal vernissé, une partie du corps, ou le corps tout entier, est plongé successivement dans les dissolutions du sel iodique et du réactif ; les surfaces se trouvent alors recouvertes très-approximativement d'une couche d'iode naissant, d'un cinquième de milligramme par centimètre carré superficiel.

L'action physiologique ultérieure consiste, selon que l'absorption a été ou non favorisée, et que l'épiderme est plus ou moins épais, en une légère rougeur de la peau correspondant à un degré intermédiaire aux n°ˢ 1 et 2 de l'organomètre. Cet effet peut être augmenté dans une progression régulière, comme 1, 2, 3, 4, 5, etc., par des immersions successives, c'est-à-dire que l'on peut obtenir en quelques minutes l'excitation la plus énergique et la maintenir à un certain degré par des immersions nouvelles répétées à des intervalles déterminés.

Les immersions peuvent être faites dans des bains tièdes ou froids.

Les surfaces que l'on veut réserver sont préservées au moyen d'une onction faite avec la pommade de concombre, le cold-cream, le cérat, le beurre, l'axonge, etc. Enfin la coloration brune des surfaces qui, accidentellement ou inopportunément, ont été placées au contact de l'iode, pourra être effacée par l'emploi d'une dissolution alcaline (2 à 3 parties de carbonate de potasse ou de soude pour 100 parties d'eau), et même par l'eau de savon simplement, si la coloration est récente.

La durée des immersions n'exigeant qu'un temps extrêmement court, il n'est pas nécessaire, en général, d'élever beaucoup la température des deux liquides composant le bain d'iode naissant ; mais lorsqu'il est indispensable de le faire, on chauffe jusqu'à l'ébullition une certaine quantité de liquide de chaque baignoire dans des vases de fonte ou de terre vernissée, et on l'ajoute au liquide respectif contenu dans chaque baignoire.

Le bain d'iode naissant peut ainsi servir un grand nombre de fois; mais, pour qu'il conserve toutes ses propriétés, il est urgent que les liquides qui le composent soient contenus dans des baignoires ou vases de métal vernissé ou de bois, et il faut avoir grand soin de compenser l'évaporation de l'eau et l'altération des sels, par des additions successives d'eau, de sel iodique et de réactif.

Le pèse-sel fournit un moyen pratique et facile de vérifier l'exactitude de l'opération ; le liquide iodogène servant à la première immersion doit marquer 3 degrés et le liquide réactif 4 degrés.

Lorsque des aides sont nécessaires pour pratiquer les immersions et qu'ils reçoivent sur les mains et les bras des applications d'iode, ils doivent, aussitôt après l'opération, laver les parties atteintes avec de l'eau contenant deux ou trois pour cent de carbonate de potasse ou de soude, et, à défaut, avec de l'eau de savon, ou avec de l'eau contenant de la cendre de bois.

Les taches que l'iode imprime sur le linge disparaissent par le lavage dans ces différents liquides et même par un simple lavage à l'eau pure.

FORMULE

DE L'ADMINISTRATION MÉTHODIQUE DU BAIN D'IODE NAISSANT.

Les différents modes d'administration du bain d'iode naissant se trouvent compris entre deux effets extrêmes, l'un très-énergique, l'autre des plus ménagés.

Pour obtenir le premier effet, les immersions doivent être répétées successivement et instantanément au nombre de deux, trois ou quatre, sans autre précaution que celle d'éviter l'immersion des surfaces qu'il convient de préserver, et de protéger celles qu'il est impossible de ne pas immerger et qui jouissent d'une sensibilité qu'il est utile de respecter (les parties génitales).

Chaque immersion fournissant environ un cinquième de milligramme d'iode par centimètre carré superficiel, une immersion correspond au premier degré de l'organomètre, deux immersions correspondent au deuxième degré, etc. ; cinq correspondent à un degré intermédiaire entre le quatrième et le cinquième, etc. ; mais ce résultat n'est obtenu avec plus ou moins de précision que lorsqu'on favorise l'absorption de l'iode sur les surfaces immergées, en les recouvrant de feuilles minces de gutta-percha, de taffetas gommé, d'une étoffe de laine, de carde de coton, etc.

A moins de circonstances exceptionnelles, facilement appréciables pour les médecins, telles que la répercution des exanthèmes (variole, rougeole, scarlatine) ; les empoisonnements miasmatiques (le choléra, le typhus), dont la gravité réclame l'action énergique du moyen qui précède, il est mieux, en général, de recourir au second effet, que l'on obtient en répétant les immersions toutes les six, douze, vingt-quatre heures ou plus, afin d'élever l'excitation et de la maintenir à un degré modéré, variant du premier au deuxième degré de l'organomètre.

BAIN IODOGÈNE.

Formule chimique : $2 (KO.2 Cr O^3) + 14 (KO.2 SO^3) + 6 Na Cl$
$+ Na O. I O^5 + 5 Na I.$

Formule pharmaceutique
- bichromate de potasse. . . . . gr. 1,164
- bisulfate de potasse 7,500
- chlorure de sodium 1,380
- iodate de soude 0,785
- iodure de sodium 3,165

Ces différentes substances, bien desséchées, sont renfermées dans un flacon droit et séparées par des couches de sucre en poudre.

INSTRUCTION

POUR L'USAGE DU BAIN IODOGÈNE.

Le bain iodogène est disposé pour exercer sur la peau une très-légère excitation.

On en fait usage en ajoutant à l'eau d'un bain tiède ordinaire de 250 litres, toute la poudre contenue dans un flacon ; après quoi on agite l'eau, et l'on entre dans le bain, où l'on reste de trente à quarante minutes.

Ce bain se prend dans les baignoires de cuivre étamées ordinaires, en ayant soin : 1° de ne jamais les garnir d'un linge dit *fond de bain* ; 2° de dépouiller complétement, avant d'y entrer, tous vêtements et bijoux.

Avant de répandre la poudre iodogène dans l'eau, il importe de s'assurer de la température du bain : la plus favorable est celle de 33° centigrades (27° Réaumur).

Le bain iodogène se rapporte au premier degré de l'organo-mètre.

Les différents modes d'administration du bain iodogène se trouvent compris entre deux effets extrêmes; le premier, des plus énergiques; le second, des plus ménagés.

Pour obtenir le premier effet, il faut répandre, de quart d'heure en quart d'heure, dans l'eau du bain, une dose de poudre iodogène, ou bien deux ou trois doses en une seule fois.

Pour produire le deuxième effet, on commence par prendre tous les trois jours, et durant vingt à trente minutes, un bain composé d'une dose de poudre iodogène ; puis on augmente de cinq minutes la durée de chaque bain, jusqu'à ce qu'elle soit de trois quarts d'heure ; et, enfin, on diminue successivement l'intervalle de trois jours, laissé dans le principe entre les bains, de telle sorte qu'il soit pris d'abord un bain tous les deux jours, puis un tous les jours.

BAIN D'IODE PRÉCIPITÉ.

Formule chimique : $5\,NaI + NaO.\,IO^5 + 6\,(\,C^8\,H^4\,O^{10}.\,2\,HO\,)$.

Formule pharmaceutique :

No 1. Solution iodique marquant 12o.5. . . . . . 50 grammes.
No 2. Solution réactive marquant 25o . . . . . . 25 grammes.
dont on opère le mélange au moment même de s'en servir.

Au moment du mélange des solutions iodogènes, les deux liquides incolores se troublent instantanément et dégagent l'iode, reconnaissable à sa teinte caractéristique.

Aussitôt après le mélange, on agite le flacon qui le contien par trois ou quatre secousses, afin d'empêcher la réunion de l'iode en cristaux, et on répand son contenu dans l'eau d'un bain tiède ordinaire de 250 litres, dans lequel on entre, après que l'on a eu la précaution d'en agiter l'eau, précaution que, du reste, on doit continuer pendant les dix premières minutes, si l'on veut éviter que l'iode, qui est une substance peu soluble et se trouve dans le bain à l'état de suspension, ne se fixe sur les parties du corps qui occupent le fond de la baignoire.

Le bain d'iode précipité peut se prendre dans les baignoires de cuivre étamées ordinaires, non garnies du linge dit *fond de bain*; en ayant grand soin de dépouiller tous vêtements et de ne conserver aucun bijou.

Avant de répandre dans l'eau le contenu du flacon qui contient l'iode, il faut s'assurer de la température du bain ; celle de 33° centigrades (27° Réaumur) est la plus favorable.

FORMULE
DE L'ADMINISTRATION MÉTHODIQUE DU BAIN D'IODE PRÉCIPITÉ.

Les différents modes d'administration du bain d'iode précipité se trouvent compris entre deux effets extrêmes, le plus énergique et le plus ménagé.

Pour voir se produire le premier, le bain doit être pris avec une dose et demie ou deux doses d'iode précipité, ou bien avec addition d'une demi-dose ou d'une dose, de quart d'heure en quart d'heure.

Pour obtenir le second effet, il faut commencer par prendre un bain de quinze à vingt minutes de durée, tous les deux ou trois jours, avec une demi-dose pour bain d'iode précipité ; puis augmenter successivement la dose d'iode, de manière à la porter à une dose entière, et enfin prolonger la durée du bain, qui lui-même devra ensuite être renouvelé tous les deux jours et même tous les jours.

PILULES IODIQUES.

Formule chimique : $5\,Na\,I + Na\,O.\,I\,O^5$.

Formule pharmaceutique :

Pour préparer les pilules iodiques, on fait d'abord une dissolution titrée de sel iodique dans l'eau distillée ; puis on compte, 1° un nombre exact de globules de sucre (*nonpareilles*) égal à celui des pilules que l'on veut préparer ; 2° la quantité de dissolution iodique qu'il convient d'employer pour que chaque pilule renferme exactement cinquante milligrammes (0,0050 ou 1/2 centigramme) d'iode.

On fait alors un sirop très-cuit avec la dissolution iodique et on s'en sert pour recouvrir les nonpareilles en dragées ; on les fait sécher à une douce température, puis on les recouvre en dragées avec du sirop de sucre jusqu'à ce qu'elles pèsent vingt centigrammes.

INSTRUCTION

POUR L'USAGE DES PILULES IODIQUES.

Les pilules iodiques sont disposées pour porter dans l'estomac l'excitation que produit l'iode.

La manière de les prendre est des plus simples ; on les place sur la langue et on les avale en même temps qu'une gorgée d'eau.

Aucun des moyens actuellement employés dans la pratique médicale ne comporte une précision d'effet comparable à celle obtenue à l'aide des pilules iodiques ; leur action est nécessairement modérée, la présence des aliments dans l'estomac éloignant tout danger de leur usage.

FORMULE

DE L'ADMINISTRATION MÉTHODIQUE DES PILULES IODIQUES.

Les différents modes d'administration des pilules iodiques se trouvent compris entre deux effets extrêmes ; le plus énergique et le plus ménagé.

Le premier effet s'obtient en prenant, une heure après les repas, et de quart d'heure en quart d'heure, une ou plusieurs pilules, jusqu'à la dose de 6 à 8 ou plus ; ou bien encore en prenant le même nombre de pilules à la fois ou à la suite l'une de l'autre.

Pour produire le second effet, on procède de la même manière, en ne prenant que deux ou trois pilules après chaque repas et en augmentant progressivement d'une pilule matin et soir, tous les deux ou trois jours.

Les pilules iodiques doivent être prises pendant la digestion.

Si leur administration est indiquée en même temps que la diète absolue, leur ingestion devra être accompagnée de boissons acidulées : les limonades au citron ou à l'orange, la limonade tartrique.

On a recours encore au même moyen lorsqu'il est nécessaire de les administrer à jeun, en observant, toutefois, que, dans ces deux derniers cas, leur action devient plus énergique.

PILULES D'IODE NAISSANT.

Formule chimique : $5\ Na\,I + Na\,O.\ I\,O^5 + 6\ (C^8\ H^4\ O^{10}.\ 2\ H\,O\,)$.

Formule pharmaceutique
$\left\{\begin{array}{l}\text{iodure de sodium.. ....0,98}\\\text{iodate de soude.. ....0,26}\\\text{acide tartrique cristallisé........ 1,25}\\\text{sucre pulvérisé............ 3,00}\\\text{colophane pulvérisée......... 1,00}\\\text{térébenthine cuite............ 8,50}\end{array}\right.$

Le sel iodique est pulvérisé avec la moitié du sucre et de la colophane et incorporé à la moitié de la térébenthine cuite, préalablement ramollie à l'aide de la chaleur.

L'acide tartrique est également pulvérisé avec l'autre moitié du sucre et de la colophane et incorporé à la seconde moitié de la térébenthine.

Les deux masses sont réunies par la malaxation et divisées en cent parties égales.

Les pilules sont ensuite recouvertes d'une couche résineuse pour assurer leur conservation. Chaque pilule, en se dissolvant, met en présence les substances chimiques nécessaires à la production d'un centigramme d'iode.

INSTRUCTION

POUR L'USAGE DES PILULES D'IODE NAISSANT.

Les pilules d'iode naissant sont disposées en vue de porter sur l'intestin l'excitation que produit l'iode.

Le mode de leur administration est des plus simples : on les place sur la langue et on les avale en même temps qu'une gorgée d'eau.

Leur action est nulle sur l'estomac, qu'elles traversent sans s'altérer, pour ensuite parvenir dans l'intestin, où, là seulement, elles se dissolvent et agissent. Leur préparation, permettant, comme on vient de le voir, de porter isolément l'action de l'iode sur la muqueuse intestinale, est d'une extrême importance pour les médecins qui, jusqu'ici, avaient recherché vainement cet avantage.

Aucun des moyens d'excitation de l'intestin en usage dans la pratique médicale ne présente une précision d'effet comparable à celle obtenue par l'emploi des pilules d'iode naissant.

FORMULE

DE L'ADMINISTRATION MÉTHODIQUE DES PILULES D'IODE NAISSANT.

Les différents modes d'administration des pilules d'iode naissant se trouvent compris entre deux effets extrêmes : l'un, le plus énergique ; l'autre, le plus ménagé.

Pour obtenir le premier, on prend, chaque fois, une ou deux pilules à jeun, ou quatre heures après le repas, tous les quarts d'heure ou toutes les demi-heures, jusqu'à quatre ou six pilules, ou bien on en prend quatre ou six à la fois, ou bien encore le même nombre l'une après l'autre.

Pour produire le second effet, on commence par une pilule seulement, matin et soir, et on augmente progressivement d'une pilule tous les deux ou trois jours, jusqu'à la dose de cinq à six.

Quand l'administration des pilules d'iode est indiquée en même temps qu'une alimentation fréquemment répétée, on doit, pour obtenir les mêmes effets, élever la dose du médicament.

V

CONSIDÉRATIONS GÉNÉRALES

SUR

L'ADMINISTRATION DES PRÉPARATIONS PHARMACEUTIQUES D'IODE NAISSANT.

La connaissance de l'action physiologique de l'iode étant acquise, il importe, en attendant qu'il en soit de même pour les autres médicaments, de faire bénéficier de cette acquisition scientifique les médecins et les malades.

La découverte de l'iode qui, à titre de remède, a déjà rendu de si grands services, devient encore plus précieuse, car la connaissance de son action physiologique élimine deux inconnues sur trois dont se compose tout particulièrement le problème à résoudre pour le praticien qui juge l'administration de l'iode opportune.

En effet, le problème comprend : 1° la connaissance des phénomènes physiques et chimiques qui résultent du contact du remède avec le tissu vivant ; 2° celle de l'action physiologique provoquée par ces mêmes phénomènes ; 3° enfin celle de l'effet thérapeutique.

Les médecins obtiennent déjà avec l'iode des succès incontestables, et c'est à ce merveilleux remède qu'ils s'adressent encore, avec quelque chance de succès, lorsque les ressources de la médecine font défaut ou sont impuissantes ; mais l'exquise finesse d'observation qui permet aux maîtres dans l'art d'établir la corrélation exacte qui existe entre le classement de la lésion, le choix et la dose du remède, son mode d'administration, d'apprécier ce qui revient à l'âge, au sexe, à la profession, à l'hérédité, aux antécédents morbides, à l'idiosyncrasie, aux circonstances extérieures du climat, de la saison, de la constitution médicale, etc., est, on le conçoit aisément, le fruit d'une longue expérience, le privilége exclusif de quelques-uns ; c'est le génie de l'art, et il est facile de comprendre les bénéfices d'une simplification du problème assurant, à tous les praticiens dignes de ce nom, une plus grande somme des avantages que, seuls, les maîtres possèdent aujourd'hui.

La connaissance de l'action physiologique de l'iode jusqu'à ce jour méconnue ou interprétée arbitrairement fait passer l'iode au rang des instruments médicaux, au même titre que la lancette, puisque les médecins, qui se servent de cette dernière pour opérer la diminution de l'excitation générale dans l'organisme, trouvent dans l'iode un moyen assuré d'opérer l'augmentation de l'excitation générale en même temps qu'il agit localement, ce que ne peut faire la lancette.

Qu'on nous permette d'exposer la différence qui existe entre les émissions sanguines méthodiques et les applications d'iode naissant d'un côté, et les procédés empiriques utilisés il est vrai dans l'intention d'obtenir des effets semblables, qui consistent dans les saignées arbitrairement pratiquées, et dans les applications du vésicatoire, du sinapisme, etc.

Il se peut sans doute qu'une saignée ou un vésicatoire amènent exactement l'effet utile, mais il est bien plus probable qu'il n'en est pas ainsi, et que la diminution ou le développement artificiel de l'excitation est insuffisant ou exagéré. S'il n'en était pas autrement, l'art de guérir serait un art facile ; d'où la nécessité, dans l'un ou l'autre cas, d'une graduation méthodique qui seule peut assurer, dans les limites du possible et avec une précision suffisante, l'effet thérapeutique convenable.

M. le professeur Bouillaud l'avait compris ainsi, alors qu'il ne pouvait faire l'analyse et la synthèse de sa méthode des saignées répétées, et cependant ceux qui ont compris les leçons du maître, savent les ressources puissantes que ce procédé thérapeutique fournit à la pratique médicale et que vient affirmer, en le complétant, le procédé du même ordre qui opère l'effet physiologique inverse de celui que détermine la déplétion sanguine. Cependant, s'il est possible d'obtenir, au moyen de la saignée répétée, la diminution de l'excitation organique, il peut arriver également, en raison de circonstances multiples, que, sous peine de ne pas atteindre le but, le praticien dépasse le point précis où il est urgent de s'arrêter et, par conséquent, qu'un danger succède à un autre danger.

L'excitation développée par les applications d'iode naissant ou tout autre moyen semblable est un moyen précis et régulier de réparer le mal, comme la saignée ou tout autre procédé, qui remplira les mêmes conditions, sert à diminuer une excitation exagérée produite artificiellement.

Si notre pratique personnelle n'était pas trop insuffisante pour être prise en considération, nous ajouterions qu'ayant simultanément, ou mieux successivement, diminué l'excitation de l'organisme en suivant les indications de M. Bouillaud, et développé l'excitation locale au moyen des préparations d'iode naissant sur des surfaces externes considérables, nous avons obtenu, en opérant dans des circonstances qui nous ont paru identiques à celles qui ont été rapportées par l'éminent professeur, des résultats encore plus favorables que ceux qu'il a cités.

L'alliance des deux procédés thérapeutiques nous a paru produire, dans les cas les plus graves, des résultats que l'un et l'autre, pris isolément, sont impuissants à réaliser.

Mais, nous le répétons, nous n'estimons pas notre observation suffisante pour l'indiquer aux praticiens comme un exemple à suivre, et nous invitons les médecins des hôpitaux à tracer les règles d'une pratique dont les médecins et les malades nous semblent devoir bénéficier.

Nous nous bornerons à décrire sommairement les procédés pratiques dont nous nous servons nous-même depuis plusieurs années et nous indiquerons ensuite quelques observations qui nous paraissent intéressantes pour ceux qui auront à utiliser les préparations pharmaceutiques d'iode naissant.

Le plus facile des procédés d'excitation par l'iode consiste à immerger successivement une partie du corps ou le corps tout entier dans deux bains disposés de telle sorte que toutes les surfaces plongées dans le premier se trouvent, par le fait de la seconde immersion, soumises à une application d'iode. (Titrée à 1/4 de milligramme, par exemple, pour chaque centimètre carré superficiel.) (Voir *Bain d'iode naissant.*)

Un deuxième procédé d'excitation consiste à promener, sur les surfaces qui doivent être excitées, des pinceaux imprégnés des solutions iodogènes. (Voir *Solutions iodogènes.*)

Il est important, toutefois, que le praticien soit sûr de la qualité du médicament qui, dans la circonstance, n'est, on le voit, qu'un instrument.

La peau présente, d'ailleurs, chez les individus, des différences de sensibilité et d'aptitude considérables ; ce sont des délicatesses que l'expérimentation seule peut amener à reconnaître, et qui déroutent, dans la pratique médicale, la maladresse et l'impéritie.

On observe qu'il est chez les individus des états pathologiques qui influent sur l'état prévu ; tels que, particulièrement, les longues souffrances, dans les affections nerveuses et rhumatismales. Il arrive alors que l'excitation produite artificiellement, prend, d'une manière générale ou locale, la forme pathologique de la métastase.

Dans ce cas assez rare, d'ailleurs, le praticien, instruit du fait, utilise l'accident ou le traite isolément.

Un troisième procédé d'excitation, dont les effets se rapprochent du précédent, est obtenu au moyen du papier iodique contenant une quantité d'iode déterminée, que l'on réduit au moment de l'usage (voir *papier iodique.*)

C'est un procédé mécanique dont l'action est limitée, il est vrai, mais dont la précision ne laisse rien à désirer.

Disons maintenant qu'on obtient surtout l'excitation générale, au moyen des bains iodogènes et des bains d'iode précipité ; mais, à ce propos, il est important de signaler aux praticiens, édifiés déjà par l'incertitude des bains médicamenteux qu'ils prescrivent, qu'il n'est pas indifférent qu'une même quantité de médicament soit ajoutée à des volumes d'eau arbitraires. Ils comprendront donc facilement l'irrégularité d'effet que présente un bain dans lequel, en l'absence de tout contrôle, l'action physiologique n'est pas appréciable ; puisqu'avec les bains iodogènes et les bains d'iode précipité, l'effet physiologique apparent est nul si le volume d'eau est trop considérable, et peut varier en raison de circonstances particulières à la substance médicamenteuse, à sa préparation, à la quantité et à la qualité de l'eau, etc.; de telle sorte que malades et médecins peuvent être induits en erreur, s'ils ne sont fixés sur l'effet physiologique à observer.

Avec 3 grammes d'iode, dégagé du mélange iodogène, on obtient ordinairement, dans un bain tiède contenant 250 litres d'eau, une très-légère excitation.

Avec 4 et 5 grammes, ou plus, on détermine une excitation de plus en plus forte qui se traduit par des picotements et des démangeaisons, dont la vivacité varie en raison de la sensibilité individuelle.

Le bain iodogène présente cette particularité, qu'il donne à peine une faible odeur d'iode, qu'il est très-économique et n'exige aucune précaution que l'agitation préalable de l'eau du bain dans lequel on a répandu le sel iodogène.

Quant au bain d'iode préparé avec 5 ou 6 grammes d'iode précipité au moment de l'ajouter à un bain tiède ordinaire, il constitue un moyen d'excitation spéciale, mais il exige dans son usage certaines précautions.

Ce bain présente une différence remarquable avec le précédent, en ce qu'il dégage d'abondantes vapeurs d'iode mélangées à la vapeur d'eau, et que son effet se produit à la fois sur la peau et sur la muqueuse pulmonaire.

L'administration externe de l'iode comporte, comme on vient de le voir, une précision en quelque sorte mathématique, autant au point de vue de l'application elle-même, qu'au point de vue de l'effet physiologique, le médecin ayant la possibilité de les rendre précis et méthodiques.

Son administration interne ne présente pas la même certitude, en raison de la difficulté de porter exactement le médicament et son effet sur les surfaces qui doivent être excitées et aussi à cause de l'impossibilité de s'assurer de l'action physiologique obtenue.

L'iode, placé en contact avec les muqueuses et tissus dépourvus d'épiderme, s'y combine instantanément, et l'absorption de l'iodure protéique se fait rapidement, en laissant sur les surfaces de contact une excitation qui se traduit par une coloration plus ou moins prononcée des tissus.

On pratique l'excitation sur les surfaces accessibles, au moyen des bains et des solutions iodogènes. Celle qui doit être portée sur le conduit aérien est opérée par des inhalations d'iode, que l'on dégage au moment de l'usage, par le mélange, dans un verre à liqueur, de quelques gouttes des solutions iodique et réactive, dont on aspire les vapeurs dégagées.

Celle qui doit être portée sur la muqueuse gastrique est opérée au moyen des pilules iodogènes administrées pendant la digestion, et une action plus énergique est déterminée par l'iode précipité des solutions iodogènes à l'état de dissolution ou de suspension dans l'eau.

A cet effet, on mélange dans un verre 2, 3, 4, 5 ou 6 gouttes de chacune des solutions iodogènes, en ayant la précaution d'agiter le verre où le mélange est opéré avant d'ajouter une quantité d'eau convenable et en l'administrant aussitôt, avant que l'iode puisse déposer au fond du verre.

Le mélange de trois gouttes de chaque solution contenant un centigramme d'iode, il est facile de graduer la dose du médicament.

L'excitation est portée sur la muqueuse intestinale, au moyen des pilules d'iode naissant, dont l'excipient résineux permet de porter l'action thérapeutique jusque dans l'intestin où s'opère la dissolution du médicament.

L'iode précipité de sa dissolution alcaline sert à de nombreux usages :

1° A des applications d'iode, au moyen du pinceau sur les muqueuses oculaire, nasale, pharyngienne et laryngienne, vaginale, etc.;

2° Aux injections dans les abcès, les séreuses, le canal de l'urètre.

3° Il sert également à la préparation de l'eau iodée, dont les usages sont nombreux : tels que lotions froides et tièdes, collyre, gargarisme, injections, lavement; variant au gré du praticien, auquel il suffit de se rappeler que la solution iodique contient un dixième de son poids d'iode et que le mélange de 15 gouttes de chacune des solutions iodique et réactive donne naissance à un décigramme d'iode.

L'expérimentation des préparations d'iode naissant nous a fait faire quelques remarques cliniques que nous croyons devoir signaler.

Lorsqu'on oppose l'excitation thérapeutique aux divers degrés de l'excitation pathologique qui constitue la plupart des maladies, on s'aperçoit qu'il faut produire cette excitation générale ou locale, de telle sorte qu'elle soit, aussi promptement que possible, plus considérable que l'excitation morbide; et l'on reconnaît qu'il y a bénéfice, pour épargner des souffrances au malade, à la produire en étendue plutôt qu'en intensité.

Il semble, en effet, que la sensation douloureuse se produit en raison de l'intensité de l'excitation, et que l'effet thérapeutique est proportionnel à son développement général ou local; or, de cette observation, il résulterait, si elle était confirmée, que le premier soin du médecin serait d'étendre l'excitation le plus possible dans toutes les circonstances où il juge utile son développement.

On observe également que la douleur qui résulte du développement de l'excitation locale est moindre lorsqu'elle est produite par des applications d'iode opérées successivement et distantes les unes des autres, et qu'elle est plus considérable lorsque l'excitation est déterminée par une seule application ou des applications immédiatement successives.

L'excitation elle-même n'est pas en proportion de la quantité d'iode employé, mais en raison de l'action chimique produite dans le même temps.

Ainsi, lorsqu'on fait une application d'iode, on observe, selon la sensibilité de l'individu, et aussi selon la surface excitée, un certain effet facilement appréciable à l'œil ; mais, si l'on étend les dissolutions qui doivent le produire et qu'on applique la même quantité d'iode en trois ou quatre opérations successives et immédiates, l'effet produit sera inférieur au précédent.

L'excitation portée sur les plaies, les ulcères, est subordonnée aux effets que recherche le praticien ; mais nous avons été conduit à faire une observation qui nous paraît intéressante ; c'est que l'excitation locale artificielle externe, étendue sur de grandes surfaces contribue davantage à la guérison d'une plaie que l'excitation de la plaie elle-même.

Nous nous sommes borné, dans cette notice, à décrire l'excitation que produit l'iode, mais nous sommes très éloigné d'attribuer à ce précieux instrument le privilége exclusif de cette production d'un effet physiologique que les praticiens produisent aujourd'hui de mille façons différentes ; nous devons même ajouter que dans le traitement de certaines dermatoses auxquelles nous avons opposé une excitation semblable à celle que l'on produit avec l'iode, mais en nous servant des sels de mercure qui résultent de la réaction d'une dissolution de nitrate mercureux sur la dissolution iodique, nous avons reconnu l'infériorité de l'excitation par l'iode.

Ce qui distingue surtout l'iode et lui procure des avantages qu'aucun agent médicamenteux ne pourra jamais lui disputer, c'est la facilité de son administration, et la précision de ses effets.

Si par l'emploi des anciennes préparations d'iode, soit le médicament, soit l'action physiologique et l'effet thérapeutique obtenus étaient arbitraires ou facultatifs, il ne peut en être de même pour le praticien qui se sert des préparations d'iode naissant.

Avec les premières, tous les éléments du problème étaient inconnus ; avec les secondes, l'expérimentation seule fait encore défaut, sans quoi pas un ne serait ignoré.

⬦⬥⬦

NOMS DES FLUIDES organiques.	QUI sé transforment EN :	EXEMPLES DE TRANSFORMATIONS	
		DIRECTES.	INDIRÈCTES.
LE CALORIQUE	Électricité	1º Piles thermo-élcctriques; 2º Polarité des cristaux.	1º Combinaisons chimiques; 2º Mouvement.
	Magnétisme		1º Aimantation par les piles thermo - électriques et tous les cas où le calorique produit de l'électricité.
	Lumière	1º La tension ; 2º Cristaux phosphorescents.	1º Tous les cas où le calorique produit de l'électricité.
L'ÉLECTRICITÉ	Calorique	1º Échauffement des conducteurs par insuffisance ; 2º Lumière électrique.	1º Chaleur rendue latente dans les décompositions chimiques.
	Magnétisme	1º Électro-aimants ; 2º Sélénoïdes.	
	Lumière	1º Lumière électrique; 2º Étincelle de l'électricité statique ; 3º Passages dans les vides.	
LE MAGNÉTISME	Calorique	1º Électro-aimants.	1º Machines électro-magnétiques.
	Électricité	1º Machines électro-magnétiques.	
	Lumière	1º Aurore boréale ?	1º Machines électro-magnétiques.
LA LUMIÈRE	Calorique		1º Combinaisons chimiques.
	Électricité	1º Combinaisons chimiques considérées comme effet de la transformation préalable de la lumière en électricité.	1º Combinaisons chimiques.
	Magnétisme	1º Aimantation par les rayons chimiques.	1º Instruments servant à mesurer la puissance chimique des rayons du spectre.

des Fluides inorganiques et organiques dans les Phénomènes physiques et physiologiques :

NOMS DES FLUIDES organiques.	QUI se transforment EN :	EXEMPLES DE TRANSFORMATIONS	
		DIRECTES.	INDIRECTES.
L'ORGANICITÉ Les tissus organisés vivants, à l'état sain, sont mauvais conducteurs de l'organicité. Ils sont conducteurs au-dessus et au-dessous d'une certaine excitation.	**Dynamisme**	1° Vigueur après le repas ; 2° Vigueur après l'ingestion d'aliments, des spiritueux, etc.	1° Vigueur après la digestion; 2° Vigueur développée par l'exercice.
	Sentiment		1° Incitation physiologique des sens ; 2° Incitation spéciale provoquée par la turgescence des tissus érectiles.
	Intelligence	1° Tension de l'esprit; 2° Développement d'aptitudes spéciales correspondant à la disposition et à la conformation de la masse cérébrale.	1° Développement intellectuel par les excitations de toutes natures.
LE DYNAMISME Le tissu nerveux, à l'état sain, est bon conducteur du dynamisme; il devient mauvais conducteur au-dessus et au-dessous d'une certaine excitation.	**Organicité**	1° Exercice ; 2° Surexcitation du tissu nerveux par le passage du dynamisme lorsque ce tissu a été rendu mauvais conducteur par une excitation accidentelle.	1° Vigueur dissimulée après le sommeil ; 2° Eréthisme des tissus érectiles; 3° Excitation des organes qui contiennent des sécrétions où les produisent.
	Sentiment	1° Effet de la peur ; 2° Diminution de vigueur par la douleur et le plaisir.	
	Intelligence	1° Attention nécessitée par la coordination des mouvements; 2° Attention nécessitée par la direction de l'effort; 3° Rêve, somnambulisme?	
LE SENTIMENT Le sentiment excite le tissu nerveux qui, au-dessus et au-dessous d'une certaine excitation, devient mauvais conducteur de ce fluide.	**Organicité**	1° Turgescence des tissus érectiles.	1° Sécrétions des larmes, de la salive, du mucus; sueur; action de rougir, de pâlir, etc.
	Dynamisme	1° Vigueur dans les actes du désespoir, du dévouement.	
	intelligence	1° Pressentiment, divination ?	1° Manifestations intellectuelles anormales provoquées par les passions.
INTELLIGENCE	**Organicité**		1° Diminution d'intelligence pendant la digestion.
	Dynamisme	1° Coordination des mouvements.	1° Diminution d'intelligence par la grande attention prêtée aux exercices du corps.
	Sentiment	1° Sympathies et antipathies.	1° Influence exercée sur le jugement par l'éveil des sens, et la familiarité des idées préconçues.

ANALYSE

DES MÉMOIRES ADRESSÉS A L'ACADÉMIE DE MÉDECINE

I. GÉNÉRALITÉS sur la constitution moléculaire de la matière :

L'état naissant, — Définition, — *l'allotropie* en général,

L'état de combinaison, considérés au point de vue de l'importation de l'état naissant dans le domaine médical.

OBSERVATIONS NOUVELLES. — Manifestations allotropiques de l'iode, ou plus justement, formes physiques de l'iode, indiquant que le médecin doit choisir parmi les préparations iodées en usage, celles qui favorisent le plus l'action physiologique du médicament, et qui révèlent le plus clairement son action.

La théorie électro-chimique rend compte du surcroît d'affinité des corps à l'état naissant. Elle montre qu'il résulte de l'isolement où se trouve la molécule soustraite à l'influence des causes qui paralysent partiellement l'affinité.

Une cause, tout extérieure, consiste dans l'état électrique inhérent à un corps à l'état naissant, état électrique qui agit toujours dans le sens le plus favorable à une nouvelle combinaison. La pile électrique, elle-même, est employée à rendre à certains corps les propriétés de l'état naissant ; elle produit aussi bien les combinaisons que les décompositions.

Les propriétés de l'état naissant sont utilisées en chimie, pour obtenir la plupart des corps composés ; aucun chimiste ne met en doute la puissance que le fait de l'état naissant met à sa disposition.

Les propriétés de l'état naissant se manifestent directement, en médecine, dans l'action de tous les médicaments altérables au contact de la matière organisée vivante ; on les utilise indirectement dans l'administration d'un certain nombre de mélanges médicamenteux, mais leur part d'influence n'a pas encore été aperçue.

II. DESCRIPTION d'expériences chimiques établissant la différence des réactions qui s'opèrent dans le contact de l'amidon, de l'albumine, des acides et des alcalis étendus, de l'amidon et de l'albumine en présence des acides et des alcalis étendus, du suc gastrique, de la bile, etc., avec une même quantité d'iode libre ou combiné, contenu dans différentes préparations iodées et iodurées.

PRINCIPAUX FAITS ET PRINCIPALES OBSERVATIONS

SIGNALÉS PAR CES EXPÉRIENCES.

1º OBSERVATION NOUVELLE. — L'iode s'unit à l'amidon pour former de l'iodure d'amidon dans l'alcool ordinaire et dans l'eau; mais la combinaison formée dans l'alcool est plus dense que celle qui est produite dans l'eau.

2º OBSERVATION. — L'iodure d'amidon insoluble forme avec les alcalis des sels doubles solubles.

FAIT. — Moyen de préparer l'iodure double d'amidon et d'alcali.

3º OBSERVATION. — L'iode, dissous à la faveur de l'acide iodhydrique, produit de l'iodure d'amidon insoluble, mais l'acide iodhydrique exerce sur l'amidon une action catalytique que la chaleur favorise, et l'iodure d'amidon insoluble devient soluble en passant à un état intermédiaire entre l'iodure d'amidon insoluble et l'iodure de dextrine soluble.

FAIT. — Moyen de préparer l'iodure d'amidon soluble.

4º OBSERVATION. — L'iode précipité, obtenu par le mélange des solutions iodogènes, présente la forme cristalline de l'iode sublimé.

5º OBSERVATION. — L'iode naissant, produit dans des conditions favorables, donne instantanément de l'iodure d'amidon très homogène, volumineux et uniforme.

La quantité d'iode uni à l'amidon s'y trouve combiné en plus grande quantité que lorsqu'on emploie la teinture d'iode.

FAIT NOUVEAU. — Moyen de produire l'iodure d'amidon au *maximum.*

6º OBSERVATION NOUVELLE. — La teinture d'iode forme, avec l'albumine, de l'iodure d'albumine insoluble. L'alcool coagule l'albumine, et l'iodure qui se forme n'est pas homogène.

7º OBSERVATION NOUVELLE. — L'iodure d'albumine subit au contact de l'air humide ou de l'eau la fermentation putride.

8º OBSERVATION NOUVELLE. — Les alcalis forment, avec l'iodure d'albumine insoluble, des sels doubles solubles.

FAIT NOUVEAU. — Moyen de préparer l'iodure double d'albumine et d'alcali.

9º OBSERVATION NOUVELLE. — L'iode naissant détermine la formation d'un iodure d'albumine homogène et volumineux contenant une plus grande quantité d'iode que celui qui est obtenu avec la teinture d'iode.

FAIT NOUVEAU. — Moyen de préparer l'iodure d'albumine au *maximum.*

10º OBSERVATION NOUVELLE. — Le suc gastrique forme, avec la dissolution alcaline d'iode, et surtout avec le mélange iodique $5\,NaI + Na\,O.IO^5$, un iodure d'albumine insoluble avec excès de suc gastrique, soluble avec addition d'alcali.

FAIT NOUVEAU. — Moyen d'utiliser en médecine la dissolution alcaline d'iode, avec indication de l'administrer pendant l'état de vacuité de l'estomac pour obtenir un premier effet (pilules iodiques).

11º OBSERVATION NOUVELLE. — Le suc gastrique peut servir de réactif pour l'administration de l'iode, au moyen du sel iodique, tandis que le mucus stomacal est sans action.

FAIT NOUVEAU. — Moyen d'utiliser en médecine la dissolution alcaline d'iode avec indication de l'administrer pendant la digestion pour obtenir un deuxième effet (pilules iodiques).

12º OBSERVATION NOUVELLE. — La bile ne sépare pas l'iode de sa dissolution alcaline ; au contraire, il se produit un composé soluble entre l'iode et les alcalis de la bile, et dont on peut séparer l'iode par un acide.

FAIT NOUVEAU. — Moyen de porter l'action de l'iode sur l'intestin en faisant parvenir, dans cette partie du tube intestinal, au moyen d'un excipient résineux, les substances qui produisent l'iode naissant (pilules d'iode naissant).

13º OBSERVATION NOUVELLE. — La plus petite quantité d'iodate alcalin mêlée à un iodure alcalin traité par un acide, sépare de l'iode, et lorsque les quantités d'iodure et d'iodate se trouvent dans les proportions convenables, tout l'iode est séparé. Il en est de même pour les chlorures et les chlorates, les bromures et les bromates.

NOMBREUSES APPLICATIONS NOUVELLES

POUR LA MÉDECINE.

MOYEN DE PRODUIRE L'IODE, LE CHLORE, LE BROME.

(Solutions iodogènes, papier iodique, bain d'iode naissant, bain d'iode précipité, etc.)

14º OBSERVATION NOUVELLE. — La fabrication de l'iodure de potassium reposant sur la transformation de l'iodate en iodure par le charbon, à l'aide de la chaleur, cet iodure alcalin doit très fréquemment contenir de l'iodate et produire des effets thérapeutiques que le praticien est dans l'impossibilité de déterminer avec exactitude.

Les boissons acidulées, dont l'usage est si général, étant prises à jeun, avec une dissolution iodurée qui contient de l'iodate, il y a séparation d'une certaine quantité d'iode, séparation qui se fait dans les conditions de l'état naissant, et, par conséquent, avec la plus grande énergie chimique du métalloïde.

APPLICATION NOUVELLE pour la médecine.

Administration de l'iode naissant au moyen de la dissolution alcaline d'iode et d'une boisson acidulée (pilules iodiques et limonade tartrique, pendant la vacuité de l'estomac).

15º OBSERVATION NOUVELLE. — Les papiers ozonométriques, préparés avec l'iodure de fer, les iodes potassique et sodique; donnent des indications régulières avec des produits différents, tandis que ceux qui sont préparés avec les iodures de potassium, de sodium, d'ammonium, provenant de fabrications différentes fournissent des indications dissemblables.

FAIT NOUVEAU. — Moyen de préparer des papiers ozonométriques plus sensibles et plus réguliers.

17º OBSERVATION NOUVELLE. — Transformation des iodures alcalins au contact de l'albumine, en iodure d'albumine et en albuminates alcalins.

18º OBSERVATION NOUVELLE. — Confirmation de la transformation précédente au moyen d'une expérience directe.

19º APPLICATION des observations précédentes dans l'examen chimique des préparations pharmaceutiques et des productions thérapeutiques d'iodures d'amidon et d'albumine lorsqu'elles sont en contact avec les liquides de l'économie.

20º OBSERVATION NOUVELLE. — La salive rend l'iodure d'amidon soluble et le décolore. Un acide fort reproduit de l'iodure d'amidon insoluble, de l'iodure de dextrine ou de l'iode, suivant que la transformation de l'amidon en dextrine et en glucose est peu avancée ou complète.

La salive décolore l'iodure d'albumine en saturant l'iode par ses alcalis. Un acide fort, versé dans le mélange, fait reparaître l'iodure d'albumine.

21º OBSERVATION NOUVELLE. — Le suc gastrique n'altère pas l'iodure d'amidon, si ce n'est après un long temps, encore peut-on attribuer l'altération observée à la salive qu'il renferme.

Le suc gastrique dissout à la longue l'iodure d'albumine, dont l'iode reparaît ensuite lorsqu'on traite le mélange par l'eau chlorée.

Les acides ne produisent le même effet que très lentement.

22º OBSERVATION NOUVELLE. — La bile décolore l'iodure d'amidon, les alcalis qu'elle contient s'unissent à l'iode, qui est ensuite séparé par les acides.

Quant à l'amidon, il est à la longue transformé en dextrine et en glucose.

La bile agit sur l'iodure d'albumine comme sur l'iodure d'amidon, mais l'albumine reste sans altération.

23º OBSERVATION NOUVELLE. — L'urine décolore et dissout l'iodure d'amidon. Elle transforme rapidement l'amidon en dextrine et en glucose. L'iode s'y retrouve ensuite à l'état d'iodure double d'albumine et d'alcali.

Lorsqu'au moyen de réactifs (bioxyde de barium et acide azotique), on fait reparaître l'iode aussitôt après la dissolution de l'iodure d'amidon dans l'urine, il se forme de l'iodure d'amidon insoluble ; un peu plus tard, on obtient seulement de l'iodure de dextrine ; et, enfin, lorsque la dextrine est transformée en glucose, on obtient de l'iodure d'albumine.

L'urine décolore l'iodure d'albumine et laisse déposer une partie de celle-ci.

III. OBSERVATION NOUVELLE. — L'iode absorbé devient, un peu plus tôt ou un peu plus tard, de l'iodure d'albumine soluble à la faveur d'un alcali ou mieux d'un albuminate alcalin.

VI Série d'expériences sur l'absorption de l'iode et des iodures par la muqueuse stomacale.

V. Différences observées dans l'absorption de l'iode par la peau, selon que le métalloïde est dissous dans l'alcool ou séparé de sa dissolution alcaline par l'acide tartrique.

VI. Expériences relatives à l'absorption de l'iodure de potassium administré à l'intérieur.

VII. Note sur l'altération, à la longue, de l'iode en suspension dans l'eau.

VIII. Action de l'iode sur les oxydes terreux faisant présumer l'existence d'acides de l'iode moins oxygénés que l'acide iodique.

IX. Causes de l'irrégularité d'action thérapeutique de l'iodure de potassium.

X. Une des Qualités de l'iode naissant est d'être soustrait à toutes les causes d'irrégularité et, par suite, de présenter, dans l'application, la précision chirurgicale (organométrie).

XI. Procédé choisi pour la production de l'iode naissant.

XIII. Formule chimique de la production à l'état naissant des médicaments les plus employés.

THÉORIE DE LA SCIENCE.

1. Essai sur les fluides organiques et essai d'un tableau synoptique et comparatif de la transformation des fluides inorganique et organique.

Vues théoriques rendant compte de la *nature* de l'action de l'iode, action qui est *mesurée* par l'organométrie.

Observations nouvelles exposant l'analogie des phénomènes physiques et physiologiques et indiquant que les préparations iodogènes qui sont des applications scientifiques de la chimie, de la physique et de la pharmacie à la physiologie doivent être des applications scientifiques de toutes ces sciences à la thérapeutique et à l'hygiène.

Les transformations des fluides inorganiques sont connues, mais elles n'ont pas été classifiées.

Les transformations des fluides organiques n'ont été ni étudiées, ni classifiées, cependant les médecins les ont reconnues en partie et s'en servent journellement dans la pratique de leur art.

Les vues théoriques exposées comportent pour la médecine des classifications comparables à celles qui favorisent si merveilleusement les progrès de la botanique et de la chimie.

II. Rectification de la formule chimique servant à la production de l'iode naissant.

Interprétation scientifique conforme à la théorie la plus récente.

TECHNIE.

I. THÉORIE ÉLECTRO-CHIMIQUE de l'iode naissant développant une des causes du surcroît d'affinité de l'iode à l'état naissant et prouvant que les préparations iodogènes sont des applications scientifiques de la chimie à la pharmacie et à la physique.

II. ORGANOMÉTRIE.

L'iode n'est point un spécifique; il produit un effet physiologique destiné à amener la guérison. Tout autre médicament qui réunirait les mêmes propriétés générales que l'iode pourrait le remplacer.

L'organométrie est un moyen de mesurer exactement cet effet physiologique en le rapportant à une échelle de graduation fixe et toujours facile à reproduire.

L'iode a été pris pour base de l'organomètre comme l'eau a été choisie pour base des densités.

FAIT NOUVEAU. — Au moyen de l'organomètre, l'emploi des médicaments devient une application scientifique de la chimie, de la physique et de la pharmacie à la physiologie et à la thérapeutique, surtout lorsque ces médicaments sont à l'état naissant, car cet état garantit au médecin une uniformité constante dont la valeur physiologique est incontestable.

III. Considérations générales sur l'administration des préparations d'iode naissant.

OBSERVATIONS NOUVELLES qui peuvent déjà guider le praticien dans l'administration empirique des nouvelles préparations pharmaceutiques. Elles contiennent notamment l'indication de divers procédés d'excitation de la peau par l'iode.

IV. FORMULES PHARMACEUTIQUES servant à la production de l'iode et INSTRUCTIONS pour l'emploi des procédés d'excitation au moyen des préparations iodogènes.

1º PAPIER IODIQUE, médicament type sur lequel est basé l'organomètre.

2º SOLUTIONS IODOGÈNES.

3º BAIN D'IODE NAISSANT.

4º BAIN IODOGÈNE.

5º BAIN D'IODE PRÉCIPITÉ.

6º PILULES IODIQUES.

7º PILULES D'IODE NAISSANT.

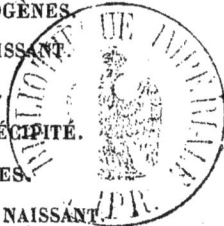

TABLE DES MATIÈRES

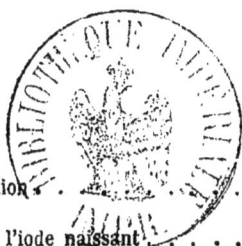

—

———◦⟨◦⟩◦———

Paris. — Imp. FÉLIX MALTESTE et Cᵉ, rue des Deux-Portes-Saint-Sauveur, 22

RÉSUMÉ DES ALTÉRATIONS QUE LES PRÉPARATIONS IODIQUES USUELLES PRÉSENTENT :

Au contact de l'air, sous l'influence des acides et des alcalis étendus, et en présence des substances amylacées et protéiques seules ou réunies à ces mêmes agents.

DÉNOMINATION des préparations iodiques.	ACTION DE L'AIR.	DES ACIDES ÉTENDUS.	DES ALCALIS ÉTENDUS.	DE L'AMIDON.	DE L'AMIDON et DES ACIDES ÉTENDUS.	DE L'AMIDON et DES ALCALIS ÉTENDUS.	DE L'ALBUMINE.	DE L'ALBUMINE et DES ACIDES ÉTENDUS.	DE L'ALBUMINE et DES ALCALIS ÉTENDUS.	OBSERVATIONS.
Iode dissous dans l'alcool (teinture).										
Iode précipité de sa dissolution alcoolique.										
Iode dissous dans l'eau, à la faveur de l'iodure de potassium.										
Iode dissous dans l'eau, à l'aide de l'acide iodhydrique.										
Iode cristallisé, précipité de sa dissolution alcaline par un acide étendu.										
Iode naissant, produit par la réaction de l'acide tartrique sur la dissolution alcaline d'iode.										
Iode potassique (dissolution d'iode dans la potasse).										
Iode sodique (dissolution d'iode dans la soude).										
Iodure de potassium.										
Iodure de sodium.										
Iodure d'ammonium.										
Iodure de fer (Proto-).										
Iodure d'amidon.										
Iodure d'albumine.										

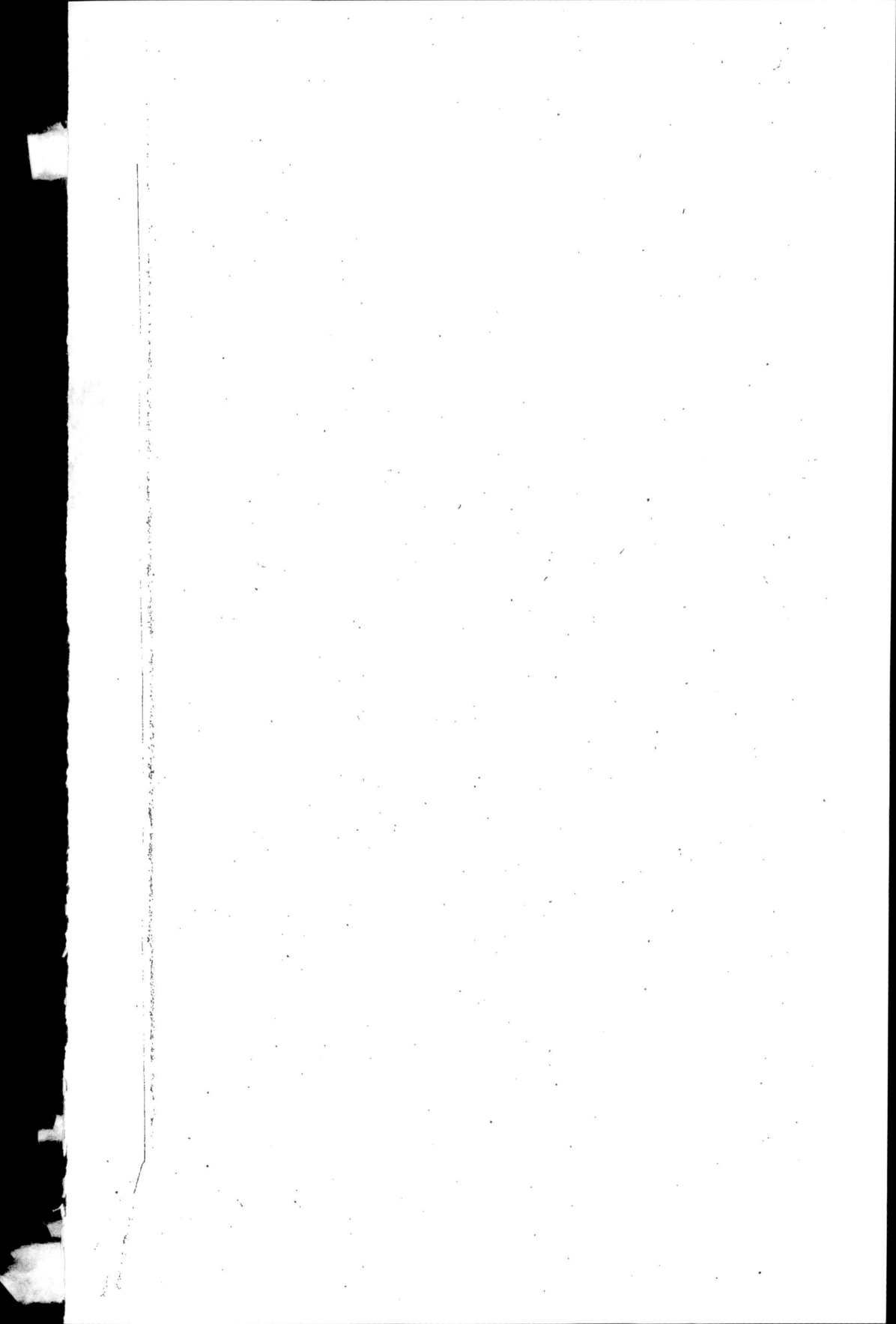

www.ingramcontent.com/pod-product-compliance
Lightning Source LLC
Chambersburg PA
CBHW071214200326
41519CB00018B/5521